中国最美经方丛书

丛书主编
柳越冬 杨建宇

五苓散

WU
LING
SAN

主　编

杨建宇　陶弘武　李瑞琪

中原农民出版社
·郑州·

图书在版编目(CIP)数据

五苓散／杨建宇,陶弘武,李瑞琪主编. —郑州:中原农民出版社,2018.9
(中国最美经方丛书)
ISBN 978－7－5542－1973－7

Ⅰ.①五… Ⅱ.①杨… ②陶… ③李… Ⅲ.①五苓散-研究
Ⅳ.①R286

中国版本图书馆 CIP 数据核字(2018)第 152511 号

出版:中原农民出版社

地址:河南省郑州市郑东新区祥盛街 27 号 7 层

邮编:450016

网址:http://www.zynm.com

电话:0371－65751257

发行单位:全国新华书店

承印单位:新乡市豫北印务有限公司

投稿邮箱:zynmpress@sina.com

策划编辑电话:0371－65788677

邮购热线:0371－65713859

开本:710mm×1010mm   1/16

印张:12.25

字数:181 千字

版次:2019 年 8 月第 1 版

印次:2019 年 8 月第 1 次印刷

书号:ISBN 978－7－5542－1973－7

定价:49.00 元

本书如有印装质量问题,由承印厂负责调换

编 委 会

大美经方！ 中医万岁！

今天有点兴奋！

"中华中医药祝之友/杨建宇教授经方经药传承研究工作室"的牌子挂在了印尼·巴淡岛！[1]我很自豪地说，这是中医药界第一块"经方经药"传承研究机构的牌子！自然，在东南亚乃至全球也是第一！而这，必须感谢、感恩医圣张仲景的经方！

在20世纪80年代，我刚学了中医方剂学，就到新华书店买了一本《古方今用》，其中第一和方"桂枝汤"，不但用于治疗感冒，而且还广泛用于内外妇儿疾病。我印象最深的是既治坐骨神经痛，又治高血压。当时，我就有点懵！待学完《伤寒杂病论》，就有点明白了。但是一直到90年代初，随着临床感悟的加深，对医圣经方潜心地体验，对《伤寒杂病论》的反复体味，就基本上明白了许多。继而，临床疗效随着经方更广泛地应用而有了大幅提高，随即，我就被郑州地区多家门诊邀请出诊，还被许昌、濮阳、新乡、信阳等地邀请出专家门诊。直到现在，我仍坚持不懈地在临床中应用经方、体验经方、推广经方，并且效果显著，声誉远扬。时而，被邀至全国各地会诊疑难杂症；时而，被邀至全国各地讲解经方心得；偶尔，被邀至境外讲解经方，交流使用经方攻克疑难杂症的经验。而今天，把"经方经药"传承研究的牌子挂了印尼·巴淡岛上，而这一切，都缘于经方！都成于经方！这真是最美经方！大美经方！我情不自禁地在内心深处呼喊，感谢经方！感恩医圣！

时间如梭！中医药发展进入加速期。重温中医药经典蔚然成风，国家中医药管理局"全国优秀中医临床人才研修项目"学员（简称国优人才班）的培养，重在经典的研修，通过对研修项目的关注、论证、宣教、参与、主持等历炼和学习，我接触到了中医经典大家，对中医经典有了更深入地认知，对经方有了更深刻地体验，临床疗效再次得到了稳步提升。北京市中医管理局、河南省中医管理局、南阳市中医药管理局共同举办仲景书院首期"仲景国医传人"精英班，我有幸作为执行班主任，再次对经方大家和经方学验有了更多的感触和心悟。再加之，近5年来我一直在牵头专病专科经方大师研修班的数十个研修班的学习与交流，在单纯的经方学习交流之基础上，更多地引导经方的学术提升和经方应用向主流医院内推广，使我对"经方热"乃至"经典热"有了更多层面的了解和把握。期间，有一个"病准方对药不灵"现象引起了我的关注，我认为这一定是中药药物的精准及合理应用出了问题。即而联想到，国优人才班讲经典《神农本草经》苦于找不到专门研究《神农本草经》的教授,而在第三批国优人才班上课时,只有祝之友老教授一个人专注《神农本草经》专题研究与经方解读。原来这是中医药界普遍不读《神农本草经》的缘故,大家不重视临床中药学科的发展,从而导致临床中药品种、中药古今变异等问题没有得到良好的控制和改善,导致用药临床不效。故而,我们就立即开始举办"基于《神农本草经》解读经方临证应用研修班和认药采药班",旨在引导大家重温中医药首部经典《神农本草经》,认真研究经方的用药精准问题。此时此刻,明确提出"经药"这一"中医临床药学"的基本概念。根据祝之友老教授的要求和亲自授课、督导,我迅速把这个概念推广至全国各地(包括台北市的国际论坛上),及东南亚地区,为提高中医药临床疗效服务!而这个结果仍然是医圣经方的引领,仍然要感谢、感恩医圣仲景!大美经方!最美经方!

我和不少中医药人一样,稍稍有点小文人情愫,心绪放飞之时,就浮想联翩,继而就草草成文。恰好"中国最美经方丛书"第一辑 15 册即将出版,而邀我作序,就充之为序。

之于"中国最美经方丛书",启于原"神奇的中华经穴疗法系列丛书"的畅销与好评!继而推出。既是中原出版传媒集团重点畅销图书,也是目前"经方热""经药热"之最流行类之书籍。本丛书系柳越冬教授带头,由国家名医传承室、大学科研机构、仲景书院经方兴趣研究小组等优秀的一线临床和科研人员共同编撰,是学习经方、应用经方、推广经方的参考书籍!对经方的临床应用和科研、教学均有积极的助推意义,必将得到广大"经方"爱好者、"经药"爱好者的热捧!

最后,仍用我恩师孙光荣国医大师的话来作结束语,

那就是:

美丽中国有中医!

中医万岁!

杨建宇[2]

2018 年 6 月 2 日,于新加坡转机回国候机时

注释:[1]同时还挂了"中华中药泰斗祝之友教授东南亚·印尼药用植物苑"和"中华中医药中和医派杨建宇教授工作室东南亚·印尼工作站"的牌子。每块牌子上都有印尼文、中文、英文 3 种文字。

[2]杨建宇:研究员/教授,执业中医师,中华中和医派掌门人,著名经方学者和经方临床圣手。中国中医药研究促进会仲景医学研究分会副会长兼秘书长,仲景星火工程分会执行会长,北京中西医慢病防治促进会全国经方医学专家委员会执行主席,中关村炎黄中医药科技创新联盟全国经方健康产业发展联盟执行主席,中医药"一带一路"经方行(国际)总策划、总指挥、主讲教授,中华国医专病专科经方大师研修班总策划、主讲教授,中国医药新闻信息协会副会长兼中医药临床分会执行会长,曲阜孔子文化学院国际中医学院名誉院长/特聘教授。

目 录

上 篇 经典温习

下篇　现代研究

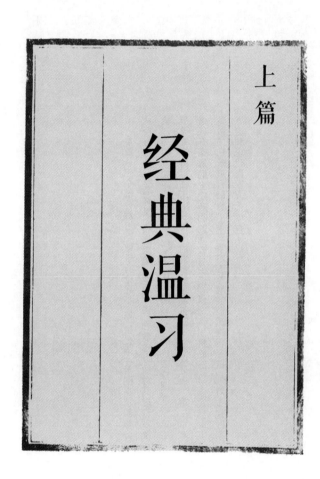

上篇

经典温习

本篇从三个部分对五苓散进行论述：第一章第一节溯本求源部分从经方出处、方名释义、药物组成、使用方法、方歌等方面对其进行系统梳理；第二节经方集注选取了历代医家对经方的代表性阐释；第二章对组成五苓散的主要药物的功效与主治，以及作用机制进行了阐释，对五苓散类方进行了简要分析。第三节方类方简析对临床中较常用的五苓散类方进行了简要分析。第三章对五苓散的源流进行了梳理，对古代医家方论和现代医家方论进行了论述。

第一章 概 述

第一节 溯本求源

一、经方出处

《伤寒论》

太阳病,发汗后,大汗出,胃中干,烦躁不得眠,欲得饮水者,少少与饮之,令胃气和则愈。若脉浮,小便不利,微热消渴者,五苓散主之。(71)

发汗已,脉浮数烦渴者,五苓散主之。(72)

伤寒,汗出而渴者,五苓散主之;不渴者,茯苓甘草汤主之。(73)

中风发热,六七日不解而烦,有表里证,渴欲饮水,水入则吐者,名曰水逆,五苓散主之。(74)

病在阳,应以汗解之,反以冷水潠之若灌之,其热被劫不得去,弥更益烦,肉上粟起,意欲饮水,反不渴者,服文蛤散;若不差者,与五苓散。寒实结胸,无热证者,与三物小陷胸汤。(141)

本以下之,故心下痞,与泻心汤。痞不解,其人渴而口燥烦,小便不利者,五苓散主之。一方云,忍之一日乃愈。(156)

太阳病,寸缓关浮尺弱,其人发热汗出,复恶寒,不呕,但心下痞者,此以医下之也。如其不下者,病人不恶寒而渴者,此转属阳明也。小便数者,大便必硬,不更衣十日,无所苦也。渴欲饮水,少少与之,但以法救之。渴者,宜五苓散。(244)

霍乱,头痛发热,身疼痛,热多欲饮水者,五苓散主之;寒多不用水者,理中丸主之。(386)

《金匮要略》

假令瘦人,脐下有悸,吐涎沫而癫眩,此水也,五苓散主之。《痰饮咳嗽病脉证并治第十二》

脉浮,小便不利,微热消渴者,宜利小便、发汗,五苓散主之。《消渴小便不利淋病脉证并治第十三》

渴欲饮水,水入则吐者,名曰水逆,五苓散主之。《消渴小便不利淋病脉证并治第十三》

黄疸病,茵陈五苓散主之。《黄疸病脉证并治第十五》

二、方名释义

本方由五味药组成,以"令"水行,故名"五苓散"。成无己云:苓,令也,号令之令矣。通行津液,克伐肾邪,专为号令者,苓之功也。五苓之中,茯苓为主,故曰五苓散。

三、药物组成

猪苓十八铢(去皮),泽泻一两六铢,白术十八铢,茯苓十八铢,桂枝半两(去皮)。

四、使用方法

上五味,捣为散,以白饮和服方寸匕,日三服,多饮暖水,汗出愈。如法将息。

五、方歌

猪术茯苓十八铢,泽宜一两六铢符,

桂枝半两磨调服,暖水频吞汗出苏。(《长沙方歌括》)

第二节　经方集注

太阳病,发汗后,大汗出,胃中干,烦躁不得眠,欲得饮水者,少少与饮之,令胃气和则愈。若脉浮,小便不利,微热消渴者,五苓散主之。(71)

张锡驹

太阳病,发汗后,大汗出,胃中干,烦躁不得眠,欲得饮水者,少少与饮之,令胃气和则愈。若脉浮小便不利,微热,消渴者,五苓散主之。(《伤寒论直解》)

吴　谦

太阳病,发汗后,或大汗出,皆令人津液内竭,胃中干,烦躁不得眠,欲得饮水,当少少与之,以滋胃燥,令胃气和,则可愈也。倘与之饮,胃仍不和,若脉浮,小便不利,微热消渴者,则是太阳表邪未罢,膀胱里饮已成也。《经》曰:"膀胱者,津液之府,气化则能出矣。"今邪热熏灼,燥其现有之津,饮水不化,绝其未生之液,津液告匮,求水自救,所以水入即消,渴而不止也。用五苓散者,以其能外解表热,内输水府,则气化津生,热渴止而小便利矣。(《医宗金鉴》)

徐灵胎

胃中干而欲饮,此无水也,与水则愈;小便不利而欲饮,此蓄水也,利水则愈。同一渴,而治法不同,盖由同一渴,而渴之象不同,及渴之余症,亦各不同也。(《伤寒论类方》)

朱　肱

凡病非大渴不可与水,若小渴咽干者,只小呷滋润之,令胃中和。若大渴,烦躁甚,能饮一斗者,与五升饮之。若全不与,则干燥无由作汗,发喘而

死。常人见因渴饮水得汗，小渴遂剧饮之，致停饮心下，满结喘死者甚众，当以五苓散。（《类证活人书》）

王肯堂

太阳经也，膀胱腑府也，膀胱者，溺之室也，五苓散者，利溺药也。膀胱者，津液之府，故东垣以渴为膀胱经本病。然则治渴者，当泻膀胱之热，泻膀胱之热者，利小便而已矣。（《伤寒证治准绳》）

发汗已，脉浮数烦渴者，五苓散主之。(72)

张志聪

承上文而言，不但脾气虚微，小便不利者，五苓散主之；即脉浮数而证烦渴者，亦五苓散主。盖发汗而渴，津液竭于胃，必借脾气之转输，而后能四布也。（《伤寒论集注》）

吴　谦

发汗已，为太阳病已发过汗也，脉浮数，知邪仍在表也。若小便利而烦渴者，是初入阳明，胃热，白虎汤证也；今小便不利而烦渴，是太阳府病，膀胱水蓄，五苓证也，故用五苓散，如法服之，外疏内利，表里均得解矣。（《医宗金鉴》）

钱　潢

五苓散凡六见于论中，皆以之专治太阳渴证，而兼利小便者，以气化言也。盖因深明经义，知阴阳升降，天地气交之妙，默会膀胱为州都之官，津液藏焉，气化则能出矣，及三焦为决渎之官，水道出焉之奥义，故知气上腾而为津液涕唾则不渴，气下降而成水，液则便泻，所谓气化之功也。若下焦无蒸腾之用，是肾脏之地气不升，则上焦无气液之润而渴矣。地气既不升腾，则肺脏之天气不降，无雨露之施，而小便不利矣。是以太阳之表，为膀胱之经，膀胱为肾之腑，过发其汗，卫阳败泄，真阳虚衰，下焦无火，肾气不蒸，故上无津液而渴也。其立方之义，用桂以助肾脏蒸腾之气，更用诸轻淡以沛肺家下降之功，使天地阴阳之气交通，气化流行。而上下之气液皆通矣。（《伤寒溯源集》）

伤寒，汗出而渴者，五苓散主之；不渴者，茯苓甘草汤主之。(73)

张志聪

此释上文之义,而申明助脾调胃之不同也。夫汗出而渴者,乃津液之不能上输,用五苓散主之以助脾;不渴者,津液犹能上达,但调中和胃可也,茯苓甘草汤主之,方中四味主调和中胃而通利三焦。(《伤寒论集注》)

吴　谦

伤寒发汗后,脉浮数,汗出,烦渴,小便不利者,五苓散主之(今惟曰汗出者,省文也)。渴而不烦,是饮盛于热,故亦以五苓散主之,利水以化津也;若不烦且不渴者,是里无热也,惟脉浮数,汗出,小便不利,是荣卫不和也,故主以茯苓甘草汤和表以利水也。(《医宗金鉴》)

中风发热,六七日不解而烦,有表里证,渴欲饮水,水入则吐者,名曰水逆,五苓散主之。(74)

方有执

吐,伏饮内作,故外者不得入也。盖饮亦水也,以水得水,涌溢而为格拒,所以谓之曰水逆也。(《伤寒论条辨》)

柯　琴

邪水凝结于内,水饮拒绝于外,既不能外输于玄府,又不能上输于口舌,亦不能下输于膀胱,此水逆所由名也。(《伤寒来苏集》)

黄元御

中风发热,六七日经尽不解,而且烦渴思饮,外而发热,是有表证,内而作渴,是有里证。内渴欲饮水,而水入则吐者,是有里水瘀停也,此名水逆。由旧水在中,而又得新水,以水济水,正其所恶,两水莫容,自当逆上也。五苓散,桂枝行经而发表,白术燥土而生津,二苓、泽泻行水而泄湿也。多服暖水,蒸泄皮毛,使宿水亦从汗散,表里皆愈矣。(《伤寒悬解》)

病在阳,应以汗解之,反以冷水潠之若灌之,其热被劫不得去,弥更益烦,肉上粟起,意欲饮水,反不渴者,服文蛤散;若不差者,与五苓散。寒实结胸,无热证者,与三物小陷胸汤。(141)

汪　琥

病在阳者,为邪热在表也,法当以汗解之,医反以冷水噀之,噀者,口含水喷也,若灌之,灌,浇也,灌则更甚于喷矣。表热被水止劫则不得去,不得去者,阳邪无出路也。邪无从出,其烦热必更甚于未用水之前矣。弥更益者,犹言甚之极也。水寒之气客于皮肤,则汗孔闭,故肉上起粒如粟也。意欲饮水不渴者,邪热虽甚,反为水寒所制也。意欲饮水者,先与文蛤散,以解其弥甚之烦热。若不瘥者,水寒与热相搏,下传太阳之府,与五苓散内以消之,外以散之,乃表里两解之法也。其不下传于府者,必上结于胸,为寒实结胸,以水体本寒,故曰寒也。究竟水寒之气与邪热相搏而结实于胸,非真寒结胸中也。无热证者,成注云,在外无热,言其热悉收敛于里也,故与黄连半夏瓜蒌实三物小陷胸汤以泄热散结。白散亦可服者,此言热结甚,用小陷胸汤;如热不甚而结饮多,即可用白散之辛温,以开其结、下其水也。(《伤寒论辩证广注》)

尤在泾

病在阳者,邪在表也,当以药取汗,而反以冷水喷之,或灌濯之,其热得寒被劫而又不得竟去,于是热伏水内而弥更益烦,水居热外而肉上粟起。而其所以为热,亦非甚深而极盛也,故意欲饮水而口反不渴,文蛤咸寒而性燥,能去表间水热互结之气。若服之而不瘥者,其热渐深,而内传入本也。五苓散辛散而淡渗,能去膀胱与水相得之热。若其外不郁于皮肤,内不传于膀胱,则水寒之气必结于胸中,而成寒实结胸,寒实者,寒邪成实,与结胸热实者不同,审无口燥渴烦等证见者,当与三物白散温下之剂,以散寒而除实也。(《伤寒贯珠集》)

本以下之,故心下痞,与泻心汤。痞不解,其人渴而口燥烦,小便不利者,五苓散主之。一方云,忍之一日乃愈。(156)

成无己

本因下后成痞,当与泻心汤除之。若服之痞不解,其人渴而口燥烦,小便不利者,为水饮内蓄,津液不行,非热痞也。与五苓散发汗散水则愈。一方忍之,一日乃愈者,不饮水者,外水不入,所停之水得行,而痞亦愈也。(《注解伤寒论》)

方有执

泻心汤者,本所以治虚热之气痞也,治痞而痞不解,则非气聚之痞可知矣。渴而口燥烦,小便不利者,津液涩而不行,伏饮停而凝聚,内热甚而水结也。五苓散者,润津液而滋燥渴,导水饮而荡结热,所以又得为痞满之一治也。(《伤寒论条辨》)

太阳病,寸缓关浮尺弱,其人发热汗出,复恶寒,不呕,但心下痞者,此以医下之也。如其不下者,病人不恶寒而渴者,此转属阳明也。小便数者,大便必鞕,不更衣十日,无所苦也。渴欲饮水,少少与之,但以法救之。渴者,宜五苓散。(244)

成无己

太阳病,脉阳浮阴弱,为邪在表。今寸缓、关浮、尺弱,邪气渐传里,则发热汗出。复恶寒者,表未解也。传经之邪入里,里不和者必呕;此不呕,但心下痞者,医下之早,邪气留于心下也。如其不下者,必渐不恶寒而渴,太阳之邪转属阳明也。若吐、若下、若发汗后,小便数,大便硬者,当与小承气汤和之。此不因吐下、发汗后,小便数,大便硬,若是无满实,虽不更衣十日,无所苦也。候津液还入胃中,小便数少,大便必自出也。渴欲饮水者,少少与之,以润胃气,但审邪气所在,以法救之。如渴不止,与五苓散是也。(《注解伤寒论》)

喻嘉言

不恶寒而渴,邪入阳明审矣。然阳明津液既偏渗于小便,则大肠失其润,而大便之鞕与肠中热结,自是不同,所以旬日不更衣,亦无苦也。以法救之,救其津液也,与水及用五苓,即其法也。五苓,利水者也,其能止渴而救津液者何也?盖胃中之邪热,既随小水而渗下,则利其小水,而邪热自消矣,邪热消则津回而渴止,大便且自行矣,正《内经》"通因通用"之法也……今世之用五苓者,但知水谷偏注于大肠,用之利水而止泄,至于津液偏渗于小便,用之消热而回津者则罕,故详及之。(《尚论篇》)

张志聪

但以法救之者,或滋其燥渴,或行其津液。夫五苓散既行津液,复滋燥渴,故又曰渴者,宜五苓散。(《伤寒论集注》)

霍乱,头痛发热,身疼痛,热多欲饮水者,五苓散主之;寒多不用水者,理

中丸主之。(386)

尤在泾

霍乱该吐下而言。头痛发热,身疼痛,则霍乱之表证也,而有热多寒多之分。以中焦为阴阳之交,故或从阳而多热,或从阴而多寒也。热多则渴欲饮水,故与五苓散,去水而泄热;寒多则不能胜水而不欲饮,故与理中丸,燠土以胜水。(《伤寒贯珠集》)

张志聪

此言霍乱、伤寒虽有寒热之殊,皆当治其脾土之义。霍乱者,呕吐而利也。头痛、发热、身疼痛者,霍乱而兼伤寒也。夫霍乱则中土先虚后病,阳明本燥之气,热多而渴欲饮水者,当主五苓散,助脾土之气,散精于上以滋渴热;不得阳明本燥之气,寒多而不用水者,当主理中丸,补脾土之虚以温中胃。五苓者,五位中央;散者,散于肌腠;理中者,理其中焦;丸者,弹丸似土,虽有寒热之殊,皆当治其脾土者如此。(《伤寒论集注》)

钱　潢

此又承上文言有表证之霍乱,头痛、发热、身疼而不恶寒者,既不转入阴经,而反热多欲饮水者,非阳明胃热渴欲饮水之证也。盖因本系表里均受寒邪而致霍乱,所以上吐下利,今其头痛、发热、身疼之太阳表证尚在,因寒邪内犯太阳之腑,故膀胱为津液之所藏。寒在下焦,气液不能上腾而为涕唾,所以虚阳在上,热多而欲饮水,即如"太阳中篇"所谓脉浮数而烦渴者,五苓散主之之义也。故以桂肉之辛热,助下焦肾中蒸腾之阳气,而以四苓沛肺家下行之水,如此则肾中之地气上升而渴自止,肺脏之天气下降而便自利矣。苟非长沙之圣,孰有不认为胃无津液,而用寒凉以济之者耶?然后贤犹未达五苓之义而不敢用,每改桂为桂枝,良可慨也。(《伤寒溯源集》)

徐灵胎

霍乱之证,皆由寒热之气不和,阴阳格拒,上下不通,水火不济之所致,五苓所以分其清浊,理中所以壮其阳气,皆中焦之治法也。(《伤寒论类方》)

方有执

热多欲饮水者,阳邪胜也;寒多不用水者,阴邪胜也。五苓散者,水行则

热泄,是亦两解之谓也。(《伤寒论条辨》)

《金匮要略》

假令瘦人,脐下有悸,吐涎沫而癫眩,此水也,五苓散主之。(《痰饮咳嗽病脉证并治第十二》)

徐 彬

瘦人则腹中原少湿也,然而脐下有悸,悸者,微动也。此唯伤寒发汗后,欲作奔豚者,有脐下悸,或心气伤者,劳倦则发热,当脐跳。今内无积湿,外无表陷,又非心气素伤,而忽脐下悸,论理,上焦有水,不宜证见于脐,乃上仍吐涎沫,甚且颠眩,明是有水在中间,故能上为涎沫,为颠眩,下为脐下悸。盖心为水逼,肾乘心之虚而作相陵之势,故曰此水也。因以桂、苓伐肾邪,猪苓、泽泻、白术泻水而健胃,比痰饮之苓桂术甘汤,去甘草,加猪、泽。彼重温药和胃,此则急于去水耳。且云饮暖水,汗出愈,内外分消其水也。(《金匮要略论注》)

尤在泾

瘦人不应有水,而脐下悸,则水动于下矣;吐涎沫则水逆于中矣;甚则颠眩,则水且犯于上矣。形体虽瘦,而病实为水,乃病机之变也。颠眩即头眩。苓、术、猪、泽,甘淡渗泄,使肠间之水从小便出,用桂者,下焦水气非阳不化也。曰多服暖水汗出者,盖欲使表里分消其水,非挟有表邪而欲两解之谓。(《金匮要略心典》)

吴 谦

悸者,筑筑然跳动病也。上条心下有悸,是水停心下为病也;此条脐下有悸,是水停脐下为病也。若欲作奔豚,则为阳虚,当以茯苓桂枝甘草大枣汤主之;今吐涎沫,水逆胃也,颠眩,水阻阳也,则为水盛,故以五苓散主之。(《医宗金鉴》)

脉浮,小便不利,微热消渴者,宜利小便、发汗,五苓散主之。

渴欲饮水,水入则吐者,名曰水逆,五苓散主之。《消渴小便不利淋病脉证并治第十三》

尤在泾

热渴饮水,水入不能已其热,而热亦不能消其水,于是水与热结,而热浮水外,故小便不利,而微热消渴也。五苓散利其与热俱结之水,兼多饮暖水取汗,以去其水外浮溢之热,热除水去,渴当自止。

热渴饮水,热已消而水不行,则逆而成呕,乃消渴之变证。曰水逆者,明非消渴而为水逆也,故亦宜五苓散去其停水。(《金匮要略心典》)

吴 谦

脉浮,病生于外也。脉浮微热,热在表也。小便不利,水停中也,水停则不化津液,故消渴也。发表利水,止渴生津之剂,惟五苓散能之。(《医宗金鉴》)

黄疸病,茵陈五苓散主之。《黄疸病脉证并治第十五》

徐 彬

此表里两解之方,然五苓中有桂、术,乃为稍涉虚者设也。但治黄疸不贵补,存此备虚证耳。(《金匮要略论注》)

尤在泾

此正治湿热成瘅者之法,茵陈散结热,五苓利水去湿也。(《金匮要略心典》)

吴 谦

黄疸病之下,当有"小便不利者"五字,茵陈五苓散方有着落,必传写之遗。黄疸病,脉沉腹满在里者,以大黄硝石汤下之;脉浮无汗在表者,以桂枝加黄芪汤汗之;小便不利者,不在表里,故以茵陈五苓散主之。(《医宗金鉴》)

第三节　类方简析

五苓散的代表性类方有苓桂术甘汤、茯苓泽泻汤、猪苓散、猪苓汤等,下面逐一进行简析。

一、苓桂术甘汤

组成:茯苓四两,桂枝三两,白术三两(《长沙方歌括》为二两),甘草二两。

用法:上四味,以水六升,煮取三升,分温三服,小便则利。

功用:温阳化饮,健脾利湿。

主治:中阳不足之痰饮。胸胁支满,目眩心悸,短气而咳,舌苔白滑,脉弦滑或沉紧。

鉴别:本方所治疗的"心下有痰饮""目眩"与五苓散所治疗的"心下痞""脐下悸""癫眩",都是胃内有停水和眩晕的表现,但五苓散脉象多浮数且常伴有呕吐,本方则脉沉紧且不呕不吐。再从方剂的组成来看,本方与五苓散共有茯苓、桂枝、白术三味药,本方有甘草,而五苓散则有猪苓和泽泻。且本方汤剂药物的用量明显大于五苓散,故本方甘草与桂枝、茯苓配伍能够治疗气上冲,而五苓散更有猪苓和泽泻等利尿药。故五苓散偏于治疗胃内停水为主,而苓桂术甘汤则擅长治疗"气上冲"的眩晕等症。本方还能治疗短气有微饮,《金匮要略》曰"夫短气有微饮,当从小便去之,苓桂术甘汤主之;肾气丸亦主之"。又据本方的方后注"小便则利"和上条"当从小便去之"可知苓桂术甘汤的取效以小便利为准,而五苓散则"有汗出"为痊愈的标志。

方解:方中茯苓健脾渗淡利湿;桂枝温阳降逆,并助茯苓气化以行水;白术健脾燥湿,使中焦健运,则水湿自除;炙甘草,健脾补中,调和诸药。

方歌:病因吐下气冲胸,其则头眩身振从。

茯四桂三术草二,温中降逆效从容。(《长沙方歌括》)

二、茯苓泽泻汤

组成:茯苓半斤,泽泻四两,甘草二两,桂枝二两,白术二两(《金匮方歌括》白术三两),生姜四两。

用法:上六味,以水一斗,煮取三升,纳泽泻,再煮取二升半,温服八合,日三服。

功用：水湿阻格，胃气不降。

主治：胃反，吐而渴欲饮水者。

鉴别：本方之原文首冠"胃反"二字，乃是反复呕吐之谓；其"吐而渴欲饮水"，主症就是呕吐，渴欲饮水则是其特征。五苓散证的条文有"渴欲饮水，水入则吐者，名曰水逆，五苓散主之"。也有口渴欲饮和呕吐，这与茯苓泽泻汤相同，两者都有胃内停水的症状表现，但五苓散还常伴有发热、脉浮，常发生在外感病症的过程当中，而本方则多数没有发热等表证，主要见于内伤杂病。再从方剂的组成来看，本方和五苓散共有茯苓、泽泻、桂枝和白术四味药，五苓散有猪苓，而本方有甘草和生姜。甘草协助桂枝、茯苓治疗气上冲，生姜能降气止呕、宣散水饮；而猪苓则尤其擅于止渴。由此可见，两者虽然都有胃内停水，但五苓散口渴明显而为主症且常伴有小便不利，本方却以呕吐为主症，并且反复呕吐。茯苓泽泻汤"吐而渴欲饮水"，本来"先呕却渴者，此为欲解"，但由于是胃反，虽然饮水，口渴却未必能够减轻，反而也导致饮入之水不能下行而反复呕吐，吐后更渴，恶性循环，说明病情较重，其原因多是有器质性病变，如幽门梗阻等；而五苓散证多是饮水而吐，即"先渴却呕者，为水停心下，此属饮家"，仅是水饮停于心下，病情较轻。又本方不仅吐水，且兼吐食；而五苓散则以吐水为主，可以不吐食。

方解：苓泽白术以泄水湿，生姜炙草降胃止吐，桂枝达木气以行小便也。

方歌：吐方未已渴频加，苓八生姜四两夸。

二两桂甘三两术，泽须四两后煎嘉。（《金匮方歌括》）

三、猪苓散

组成：猪苓、茯苓、白术各等份。

用法：上三味，作为散，饮服方寸匕，日三服。

功用：健脾利水。

主治：呕吐，膈上有停饮，吐后欲饮水。

鉴别：本方"呕吐而病在膈上"，并非因为呕吐而后导致膈上疾病，而是膈上有病而出现呕吐；"后思水者，解"，就是"先呕却渴者，此为欲解"之意，

"急与之"水,这也与《伤寒论》第71条所说"少少与饮之,令胃气和则愈"类似,轻者少少与饮可解;但仍"思水者",以"猪苓散主之"即愈。而五苓散证"先渴却呕者,为水停心下,此属饮家"以五苓散化饮利水之后,饮消则虽渴饮水亦不呕了。再从药物的组成来看,本方再加桂枝和泽泻即是五苓散,没有泽泻,则利尿的作用不及五苓散,再没有桂枝,既不治疗发热和气上冲,温阳化饮的力量也明显不足。

方解:猪苓散利水散饮,配伍茯苓和白术健脾利水。

方歌:呕余思水与之佳,过与须防饮气乖。

猪术茯苓等分捣,饮调寸匕自和谐。(《金匮方歌括》)

四、猪苓汤

组成:猪苓(去皮)、茯苓、阿胶、滑石(碎)、泽泻各一两。

用法:上五味,以水四升,先煮四味,取二升,去滓,内下阿胶烊消,温服七合,日三服。

功用:利水,养阴,清热。

主治:水热互结证。小便不利,发热,口渴欲饮,或心烦不寐,或兼有咳嗽、呕恶、下利,舌红苔白或微黄,脉细数。又治血淋,小便涩痛,点滴难出,小腹满痛者。

鉴别:《伤寒论》第223条及《金匮要略·消渴小便不利淋病脉证并治》第13条描述的症状"脉浮发热,渴欲饮水,小便不利者"与五苓散的主要症状相似,同样有"脉浮""发热""口渴""小便不利"等症状,但五苓散还常有呕吐症状,这在猪苓汤中一般不会出现。传统的看法,五苓散的主治偏于上焦,猪苓汤的主治则偏于下焦,这个认识与猪苓汤多数用于淋证,而五苓散多用于蓄水证、水逆证的临床实际相一致。另外,五苓散所治疗的小便不利,多数为尿量的减少,一般不伴有小便的淋痛等症状,而猪苓汤则常以小便的淋痛症状为主。再根据两方的药物组成,两方共有药物是猪苓、茯苓、泽泻,五苓散还有桂枝、白术,皆为温药,方剂的病性偏寒,有桂枝则主要能加强解表和利水的功效,擅于治疗"气上冲"的症状如呕吐、头晕等,白术则健脾;而猪苓汤则有阿胶和滑石,滑石性寒,致使方剂的病性也偏热,滑石能清热而又专于利小便,阿胶擅于止血而治疗尿血的症状。两者病位有偏上、偏下之别,病性有寒、热之别,治疗的病症也不同,总之,两者还是比较容易鉴别的。

方解:方中以猪苓、茯苓渗湿利水为君;滑石、泽泻通利小便,泄热于下为臣,君臣相配,既能分消水气,又可疏泄热邪,使水热不致互结。阿胶滋阴润燥,既益已伤之阴,又防诸药渗利重伤阴血。

方歌:泽胶猪茯滑相连,咳呕心烦渴不眠。

煮好去滓胶后入,育阴利水法兼全。(《长沙方歌括》)

第二章 临床药学基础

第一节 主要药物的主治与功效

本方由茯苓、泽泻、桂枝、白术、猪苓五味药组成,用量最大的是泽泻。

一、泽泻

泽泻主治冒眩而口渴、小便不利者。

冒,为帽的古字,有戴、覆、盖罩、蒙等含义。冒眩,即头晕目眩,并觉有帽在头,有重压感、沉重感,也有如物蒙罩、眼前发黑等。口渴,即有渴感,但不能多饮水,或只能饮热水,否则,上腹部发胀。小便不利,为小便量少,患者多见面目虚浮,或下肢水肿。其人面色多黄暗,肌肉松软,体形肥胖,动则气短。其舌体多偏大,质淡红。

仲景用泽泻,多与白术、茯苓、猪苓合用,主治小便不利。四药的区别在于:泽泻主冒眩,白术主渴,茯苓主悸,猪苓主淋。泽泻配白术主治冒眩而渴;配茯苓治冒眩而悸;配茯苓、猪苓治小便不利、眩悸而渴。

二、茯苓

茯苓主治眩悸、口渴而小便不利者。

眩,其义有二,一为眩晕,指患者出现旋转感、上下或左右晃动感、倾斜感、地动感、如坐舟中感等,多伴有恶心呕吐;一为幻觉,因眩古时候又读作"huan",通"幻",所以目眩还有视物怪异感、恐怖感、恍惚感等,多伴有惊悸、多噩梦等。悸,指跳动,如心慌、心悸、脐腹动悸、肌肉跳动等。眩悸者,常常伴有心神不安、多梦易惊、恍惚健忘等症状。

茯苓还治口渴及小便不利。其渴感并不严重,唯口内少津而思饮,虽饮而不多,多饮则觉得胸腹胀满而短气。或口渴与呕吐并见。所谓小便不利,即小便的量、排尿次数等发生异常,如小便量少,尿次减少或小便不畅,出现尿痛、尿急等症状,并可伴有水肿。小便次数不多且量少,同时大便多溏薄或如水样,或虽便秘而先干后溏。患者常见水肿,或水肿貌。

使用茯苓,可不问体形胖瘦,但须察舌。其人舌体多胖大,边有齿痕,舌面较湿润,黄煌教授称之为"茯苓舌"。胖人舌体大,固然多茯苓证;瘦人见舌体胖大者,茯苓证更多见。其舌有齿痕,舌体胖大伴有水肿、腹泻者多为五苓散证、苓桂术甘汤证;舌体瘦小而有齿痕,伴有腹胀、失眠、咽喉异物感者,多为半夏厚朴汤证。

仲景使用茯苓多入复方。配半夏治疗眩、悸,配白术治疗口渴,配猪苓、泽泻治疗小便不利,配桂枝、甘草治疗脐下悸。

仲景使用茯苓,汤剂量较大,尤其是用于悸、口渴吐水以及四肢肿等,如茯苓桂枝甘草大枣汤用至半斤,茯苓泽泻汤也用至半斤,防己茯苓汤则用至六两。而用于散剂,则用量甚小。

茯苓证与白术证颇多相似之处,故仲景使用茯苓多与白术同用。所不同之处是:白术重在治渴,茯苓重在治悸,故前人称白术能健脾生津,而茯苓能安神利水;腹满者用茯苓而不用白术,关节肿痛用白术而少用茯苓,故茯苓能治饮停心下,白术能治水气在肌表。

三、白术

白术主治渴而下利者,兼治冒眩、四肢沉重疼痛、短气、心下逆满、小便不利、水肿。

所谓渴,指自觉的渴感,想饮水,想饮热开水,但喝不多,或漱口而已。

心下常常痞满不适,喝水后更难受,胃内发胀,有水声,甚至吐水,或多喝水以后常常出现面部轻度水肿,舌面并不像白虎加人参汤证那样干燥无津或苔糙舌裂,而是舌面常有薄白苔,舌质也不红,舌体较大而且胖,常常边有齿痕。下利,即腹泻,大便呈水样,或大便溏薄不成形、粪体松散而不黏臭,或先干后溏。渴而下利,是使用白术的必见证。如口渴而大便干结如栗,或烦渴引饮,均非白术主治。

冒眩,即身体困重,头晕眼花,如坐舟车。或呕吐清水,或腰腹沉重,或有关节疼痛。患者肌肉松软,常诉说身体困重,懒于活动,动则易汗出。短气,即气短无力,易于疲乏倦怠,稍动则气喘吁吁。心下逆满,指上腹部发胀,尤其是在喝水之后,食欲不振,甚至吐水或清涎。小便不利,是指小便量少及排泄不畅。

白术与黄芪的主治相似,均能利水,均可治疗水肿、小便不利、口渴、眩晕等症。其区别在于,黄芪主治在表之水,故水肿、汗出比较明显,而白术主治在里之水,故以口渴、眩晕、身重、大便性状改变较为明显。

使用白术不论体形胖瘦,患者多呈黄肿貌,肌肉松软,容易水肿,特别是早晨尤为明显,如眼睑水肿。另外,必见舌体胖大而淡,或边有齿痕,或舌面白苔,或舌面水滑。

四、猪苓

猪苓主治小便不利者。

猪苓所主治的小便不利,指小便量少,次数或多或少,颜色或浓或淡,大多伴有排尿涩痛,或排不爽等不适感。这种病症,亦称为"淋"。后世《小品方》用单味猪苓治子淋,《子母秘录》用单味猪苓治妊娠从脚上至腹肿,小便不利,微渴引饮。可见猪苓主治的小便不利,多有水肿及小便淋痛。

仲景猪苓方仅三方,三方均有猪苓、茯苓,主治小便不利。茯苓配伍面较广,可与黄芪、白术、桂枝、附子、半夏、厚朴、柴胡、猪苓、泽泻、人参、甘草、干姜、芍药等药物同用,可治眩、悸、下利;但猪苓配伍面窄,仅与茯苓、泽泻、滑石、阿胶、桂枝、白术同用,多用于治疗小便不利。

猪苓治发热、小便不利而短黄,多配滑石;尿血配阿胶;口渴、小便不利,配茯苓、泽泻。

猪苓与茯苓均主治口渴而小便不利,其区别在于,茯苓治眩、悸,猪苓治热淋。

五、桂枝

桂枝主治气上冲。

所谓气上冲,是一种患者的自我感觉,其组成有二:一是上冲感。气从少腹上冲胸,患者的咽喉、胸部、腹部有突发性的气窒感、胀痛感,甚至呼吸困难、喘促、出冷汗、烦躁乃至晕厥。二是搏动感。自觉心悸,按压后舒适;或患者全身出现搏动感或感觉到明显的脐腹部的跳动感,甚至晕厥。此外,颈动脉的搏动感,也可以看作是气上冲。许多循环系统疾病的心肌病、心脏瓣膜病、心功能不全、心律失常、低血压等,以及消化道疾病等均可以出现气上冲样的综合征。

第二节　主要药物的作用机制

一、茯苓

《神农本草经》:茯苓,气味甘、平,无毒。主胸胁逆气,忧恚惊邪恐悸,心下结痛,寒热烦满,咳逆,口焦舌干,利小便。久服安魂养神,不饥延年。

《名医别录》:茯苓,无毒。止消渴,好唾,大腹淋沥,膈中痰水,水肿淋结,开胸腑,调脏气,伐肾邪,长阴,益气力,保神守中。其有根者,名茯神。

《本草崇原》:茯苓,本松木之精华,藉土气以结成,故气味甘平,有土位中央而枢机旋转之功。禀木气而枢转,则胸胁之逆气可治也。禀土气而安五脏，则忧恚惊恐悸之邪可平也。里气不和，则心下结痛。表气不和，则为寒为热。气郁于上，上而不下，则烦满咳逆，口焦舌干。气逆于下，交通不表，则小便不利。茯苓位于中土，灵气上荟，主内外旋转，上下交通，故皆治之。久服安肝藏之魂，以养心藏之神。木生火也，不饥延年，土气盛也。

《本草新编》：茯苓，味甘、淡，气平，降也，阳中阴也，无毒。有赤、白二种，白者佳，亦可用入心、脾、肺、肝、肾五脏，兼入膀胱、大小肠、膻中、胃经。助阳，利窍通便，不走精气，利血仅在腰脐，除湿行水，养神益智，生津液，暖脾，去痰火，益肺，和魂练魄，开胃浓肠，却惊痫，安胎孕，久服耐老延年。

《本草从新》：通，行水，宁心，益脾。茯苓，甘、平。益脾宁心，淡渗利窍除湿，色白入肺，泻热而下通膀胱。能通心气于肾，使热从小便出，然必上行入肺，清其化源，而后能下降利水，故洁古谓其上升，东垣谓其下降，各不相背也。治忧恚惊悸，心下结痛，寒热烦满，口焦舌干，口为脾窍，舌为心苗，火下降则热除。咳逆呕哕，膈中痰水，水肿淋沥，泄泻遗精。因湿热，故宜淡渗以清之。小便结者能通，多者能止。《素问》曰：肺气盛则便数。生津止渴。湿热去则津生。功专行水伐肾，小便不禁，虚寒滑精，及阴亏而小便不利者，皆勿妄投。松根灵气结成。产云南。色白而坚实者佳。去皮。

《本经逢原》：茯苓，甘、淡、平，无毒。入补气药，人乳润蒸入利水药，桂酒拌晒入补阴药，童便浸切。一种载菟而成者曰菟苓，出浙中，但白不坚，入药少力。凡用须去尽皮膜则不伤真气，以皮能泄利，利津液。膜能阻滞经络也。

《本经》主胸胁逆气，忧恚惊邪恐悸，心下结痛，寒热烦满，咳逆，口焦舌干，利小便。久服安魂养神，不饥延年。

发明：茯苓得松之余气而成，甘淡性平，能守五脏真气。其性先升后降，入手足太阴、少阴、足太阳、阳明。开胃化痰，利水定悸，止呕逆泄泻，除湿气，散虚热，《本经》治胸胁逆气，以其降泄也。忧恚惊悸心下结痛，以其上通心气也。寒热烦满，咳逆，口焦舌干，利小便，以其导热、滋干流通津液也。《本草》言其利小便，伐肾邪。东垣云：小便多者能止，涩者能通，又大便泻者可止，大便约者可通。丹溪言阴虚者不宜用，义似相反者，何哉？盖茯苓淡渗，上行生津液，开腠理，滋水之源，而下降利小便。洁古谓其属阳，浮而升，言其性也。东垣言其阳中之阴,降而下,言其功也。《经》言:饮食入胃,游溢精气,上输于脾,脾气散精,上归于肺,通调水道,下输膀胱。则知淡渗之性,必先上升而后下降,膀胱气化而小便利矣。若肺气盛则上盛下虚,上盛则烦满喘乏,下虚则痿躄软弱而小便频。茯苓先升后降,引热下渗,故小便多者能止也。大便泻者,胃气不和,不能分利水谷,偏渗大肠而泄注也,茯苓分利阴阳则泻自止矣。大便约者以膀胱之水不行,膀胱硬满,上撑大肠,故大便不能下通也,宜茯苓先利小便,则大便随出也。至若肺虚则遗溺,心虚则少气遗溺,下焦虚则遗溺,胞遗热于膀胱则遗溺,膀胱不约为遗溺,厥阴病则遗溺,皆虚热也。必上热下寒,当用升阳之药,非茯苓辈淡渗所宜,故阴虚不宜用也。此物有行水之功,久服损人。八味丸用之,不过接引他药归就肾经,去胞中久陈积垢,为搬运之功耳。是以阴虚精滑而不觉,及小便不禁者,皆不可服,以其走津也。其赤者入丙丁,但主导赤而已。其皮治水肿、肤肿、通水道、开腠理胜于大腹皮之耗气也。

《药品化义》:白茯苓,属阳(有土与金),体重而实,色白,气和,味甘而淡,性平,能升能降,力补脾肺,性气薄而味厚,入脾、肺、肾、膀胱四经。

白茯苓,苓字世俗讹传,《史记》及《仙经》皆名茯灵。假松之真液而生,受松之灵气而结,秉坤阴最厚。味独甘淡,甘则能补,淡则能渗,甘淡属土,用补脾阴,土旺生金,兼益肺气。主治脾胃不和,泄泻腹胀,胸胁逆气,忧思烦满,胎气少安,魂魄惊跳,膈间痰气。盖甘补则脾脏受益,中气既和则津液自生,口焦舌干烦渴亦解。又治下部湿热,淋沥水肿,便溺黄赤,腰脐不利,停蓄邪水。盖淡渗则膀胱得养,肾气既旺则腰脐间血自利,津道流行,益肺于上源,补脾于中部,令脾肺之气从上顺下,通调水道,以输膀胱,故小便多而能止,涩而能利。惟痘疮起胀时禁用,恐渗泻不能贯浆。其赤茯苓淡赤微黄,但不堪入肺,若助脾行痰,与白者功同。因松种不一,故分赤白,原无白补赤泻之分。

二、泽泻

《神农本草经》:泽泻,味甘寒。主治风寒湿痹,乳难,养五脏,益气力,肥健,消水。久服耳目聪明,不饥,延年,轻身,面生光,能行水上。

《名医别录》:泽泻,味咸,无毒。主补虚损、五劳,除五脏痞满,起阴气,止泄精、消渴、淋沥,逐膀胱三焦停水。扁鹊云:多服病患眼,一名及泻。生汝南。五月、六月、八月采根,阴干。畏海蛤、文蛤。

《本草崇原》:泽泻,气味甘寒,能启水阴之气上滋中土。主治风寒湿痹者,启在下之水津,从中土而灌溉于肌腠皮肤也。乳者,中焦之汁,水津滋于中土,故治乳难。五脏受水谷之精,泽泻泻泽于中土,故养五脏。肾者作强之官,水精上资,故益气力。从中土而灌溉于肌腠,故肥健。水气上而后下,故消水。久服耳目聪明者,水济其火也。不饥延年者,水滋其土也。轻身面生光者,水泽外注也。能行水上者,言此耳目聪明,不饥延年,轻身,面生光,以其能行在下之水,而使之上也。

《本草新编》:泽泻,味甘、酸、微咸,气寒,沉而降,阴中微阳,无毒。入太阳、少阳足经,能入肾。长于利水,去阴汗,利小便如神,除湿去渴之仙丹也。

《本草从新》:通,利水,泻膀胱火,去湿热。泽泻,甘、咸、微寒。入膀胱,利小便,热在气分而口渴者。泻肾经之火邪,功专利湿行水。治消渴痰饮,呕吐泻痢,肿胀水痞,脚气疝痛,淋沥阴汗,阴间有汗。尿血泄精,既利水而又止泄精,何也? 此乃湿热为病,不为虚滑者言也。虚滑则当用补涩矣。一切湿热之病。湿热既除,则清气上升,又能止头旋,有聪耳明目之功。脾胃有湿热则头重耳鸣目昏,渗去其湿热则清气上行,头目诸症自除。仲景八味丸用泽泻,宗谓其接引桂、附入肾经。时珍:膀胱之邪气也。古人用补,有宜泻邪,邪去则补药得力,一合一辟,此乃玄妙。后人不知此理,专于补,必致偏胜之患矣。王履曰:地黄、山萸、茯苓、丹皮皆肾经药,桂、附右肾命门药,何待接引乎? 钱仲阳谓肾为真水,有补无泻。或云脾虚肾旺,故泻肾扶脾。不知肾之真水不可泻,泻其伏留之邪耳。《易老》云:去脬中留垢,以其微咸能泻伏水故也。泽泻善泻,古称补虚者误矣。扁鹊谓其害眼者确也。病患无湿,肾虚精滑,目虚不明,切勿轻与。新鲜不蠹,色白者佳。去皮,盐水拌,或酒浸。畏文蛤。忌铁。

《本经逢原》:泽泻,甘咸微寒,无毒。白者良。利小便生用,入补剂盐酒炒。油者伐胃伤脾,不可用。

《本经》主风寒湿痹，乳难，养五脏，益气力，肥健，消水，久服耳目聪明，不饥，延年。

发明：泽泻甘咸沉降，阴中之阳，入足太阳气分。《素问》治酒风身热汗出，用泽泻、生术、麋衔，以其利膀胱湿热也。《金匮》治支饮冒眩，用泽泻汤，以逐心下痰气也。治水蓄烦渴，小便不利，或吐，或泻，用五苓散，以泄太阳邪热也，其功长于行水。《本经》主风寒湿痹，言风寒湿邪着不得去，则为肿胀，为癃闭，用此疏利水道，则诸证自除。盖邪干空窍，则为乳难，为水闭。泽泻性专利窍，窍利则邪热自通，内无热郁则脏气安和，而形体肥健矣。所以素多湿热之人，久服耳目聪明，然亦不可过用。若水道过利则肾气虚。故扁鹊云：多服病患眼。今人治泄精多不敢用，盖为肾与膀胱虚寒而失闭藏之令，得泽泻降之，而精愈滑矣。当知肾虚精滑，虚阳上乘而目时赤者，诚为禁剂。若湿热上盛而目肿，相火妄动而精泄，得泽泻清之，则目肿退而精自藏矣，何禁之有。仲景八味丸用之者，乃取以泻膀胱之邪，非接引也。古人用补药，必兼泻邪，邪去则补药得力矣。

《药品化义》：泽泻，属阴，体干，色白，气和，味微咸略苦，性平，能降，力利水，性气薄而味稍厚，入脾、肺、肾、小肠、膀胱五经。

泽泻，色白微苦入肺，味咸以利膀胱。凡属泻病，小水必短数，以此清润肺气，通调水道，下属膀胱。主治水泻湿泻，使大便得实，则脾气自健也。因能利水道，令邪水去则真水得养，故消渴能止；又能除湿热，通淋沥，分消痞满，逐三焦蓄热停水，此为利水第一良品。金为肾水之母，故云水出高源，此能引肺气从上顺下，如雨露之膏泽，故名泽泻。所以六味丸中同茯苓、山药补肺金，导引于上源降下而生肾水，用疗精泄，退阴汗，去虚烦；又有熟地、山茱、丹皮补肝木，以生心火，上下相生，阴阳交互，取易理地天泰、水火济之义。如斯玄妙，非达造化之微者，孰能制此良方！昧者误为泄肾减之。若小便不通而口渴者，热在上焦气分，宜用泽泻、茯苓以清肺气，滋水之上源也；如口不渴者，热在下焦血分，则用知母、黄柏以泻膀胱，滋水之下元也，须分别而用。

《本草正义》：泽泻产于水中，气味淡泊而体质又轻，故最善渗泄水道，专能通行小便。《本经》气味虽曰甘寒，盖以其生长水泽，因谓之寒。其实轻淡无味,甘于何有。此药功用,惟在淡则能通。《本经》称其治风寒湿痹,亦以轻能入络、淡能导湿耳。云治风寒,殊非其任。其能治乳难者,当以娩后无乳者言,此能通络渗泄,则可下乳汁,非产乳百病之通用品,故《别录》亦言叶主乳汁不出。若曰养五脏、益气力、肥健,则以湿邪不容而脾运自健,斯有养脏益气之效,盖已属太过之辞。寿颐按:《本经》此药主治太嫌浮泛,殊无精当之义,恐已属汉魏间敷浅之说,颇与《本经》辞旨不类,故原文更有"久服耳目聪明,不饥延年,轻身,面生光,能行水上"云云。岂独非药理之真,抑亦怪诞太甚。虽《本经》诸药固时有"轻身延年"等溢分之语,然从无如能行水上之荒唐者,其为方士掺杂,不问可知。濒湖谓:《经》言面生光,能行水上。《典术》又云"久服身轻,日行五百里,走水上"诸说,陶贞白、苏参信之,愚窃疑之。盖泽泻行水泻肾,久服且不可,安得有此神功云云。寿颐谓:濒湖《纲目》于古书最多笃信,时且失之穿凿,而独于此条能见其真,知荒诞不经之说,固不可为天下后世法也。《别录》谓"治五脏痞满",盖只以湿阻之痞满而言。止泄精者,亦惟湿热蕴于下焦,而相火妄行其疏泄之令者,乃宜此渗去湿热而龙相自安,非可以概虚人之滑泄。而又谓"补虚损,起阴气",则大与渗泄伤阴之义矛盾也。

三、桂枝

《神农本草经》:牡桂,味辛、温。主上气咳逆、结气,喉痹,吐吸,利关节,补中益气。久服通神,轻身不老。

《名医别录》:牡桂,无毒。主治心痛,胁风,胁痛,温筋通脉,止烦,出汗。生南海。

桂,味甘、辛,大热,有毒。主温中,利肝肺气,心腹寒热,冷疾,霍乱,转筋,头痛,腰痛,出汗,止烦,止唾、咳嗽、鼻衄,能堕胎,坚骨节,通血脉,理疏不足,宣导百药,无所畏。久服神仙,不老。生桂阳。二月、七八月、十月采皮,阴干。

《本草崇原》:桂木凌冬不凋,气味辛温,其色紫赤,水中所生之木火也。上气咳逆者,肺肾不交,则上气而为咳逆之证。桂启水中之生阳,上交于肺,则上气平而咳逆除矣。结气喉痹者，三焦之气，不行于肌腠，则结气而为喉痹之证。桂秉少阳之木气，通利三焦，则结气通而喉痹可治矣。吐吸者，吸不归根，即吐出也。桂能引下气与上气相接，则吸入之气。直至丹田而后出，故治吐吸也。关节者，两肘两腋、两髀两腘，皆机关之室。周身三百六十五节，皆神气之所游行。桂助君火之气，使心主之神，而出入于机关，游行于骨节，故利关节也。补中益气者，补中焦而益上下之气也。久服则阳气盛而光明，故通神。三焦通会元真于肌腠，故轻身不老。

《本草易读》：桂枝，辛，温，无毒。入足厥阴、太阳膀胱经。开腠理而解肌，通经络而敛汗。去皮肤之风湿，止蓄血，退手臂之风痛。能止奔豚，更除气结。

《本草新编》：桂枝，味甘、辛，气大热，浮也，阳中之阳，有小毒。乃肉桂之梢也，其条如柳，故又曰柳桂。能治上焦头目，兼行于臂，调荣血，和肌表，止烦出汗，疏邪散风。入足太阳之腑，乃治伤寒之要药，但其中有宜用不宜用之分，辨之不明，必至杀人矣。夫桂枝乃太阳经之药，邪入太阳，则头痛发热矣。凡遇头痛身热之症，桂枝当速用以发汗，汗出则肌表和矣。夫人身有荣卫之分，风入人身，必先中于卫，由卫而入营，由营卫而入腑，由腑而入脏，原有次第，而不可紊也。太阳病，头痛而身热，此邪入于卫，而未入于营，桂枝虽是太阳经之药，但能祛入卫之邪，不能祛入营之邪也。凡身热而无头疼之症，即非太阳之症，不可妄用桂枝。即初起身热头疼，久则头不疼，而身尚热，此又已离太阳，不可妄用桂枝矣。且桂枝乃发汗之药也，有汗宜止，无汗宜发，此必然之理也。然而有有汗之时，仍可发汗；无汗之时，不可发汗者，又不可不辨。伤寒汗过多者，乃用他药以发汗，以至汗出过多，而太阳头痛尚未解，故不可不仍用桂枝以和解，非恶桂枝能闭汗也。伤寒无汗，正宜发汗，乃发汗而竟至无汗，此外邪尽解，不止太阳之邪亦解也，故不可轻用桂枝，以再疏其腠理，非防桂枝能出汗也。

《本经逢原》：桂枝，辛、甘、微温，无毒。

发明：麻黄外发而祛寒，遍彻皮毛，故专于发汗。桂枝上行而散表，透达营卫，故能解肌。元素云：伤风头痛，开腠理，解肌发汗。去皮肤风湿，此皆桂枝所治。时珍乃以列之牡桂以下，误矣。按：仲景治中风解表，皆用桂枝汤,又云,无汗不得用桂枝,其义云何?夫太阳中风,阳浮阴弱,阳浮者热自发,阴弱者汗自出,卫实营虚,故发热汗出,桂枝汤为专药。又太阳病发热汗出者,此为营弱卫强,阴虚阳必凑之,皆用桂枝发汗。此调其营,则卫气自和,风邪无所容,遂后汗解,非桂枝能发汗也。汗多用桂枝汤者,以之与芍药调和营卫,则邪从汗去,而汗自止,非桂枝能止汗也。世俗以伤寒无汗不得用桂枝者,非也。桂枝辛甘发散为阳,寒伤营血,亦不可少之药。麻黄汤、葛根汤未尝缺此,但不可用桂枝汤,以中有芍药酸寒收敛表腠为禁耳。若夫伤寒尺脉不至,是中焦营气之虚不能下通于卫,故需胶饴加入桂枝汤,方取稼穑之甘,引入胃中,遂名之曰建中。更加黄芪,则为黄芪建中,借表药为里药,以治男子虚劳不足。《千金》又以黄芪建中换入当归为内补建中,以治妇人产后虚羸不足,不特无余邪内伏之虞,并可杜阳邪内陷之患,非洞达长沙妙用难以体此。详桂枝本手少阴血分药,以其兼走阳维,凡伤寒之邪无不由阳维传次,故此方为太阳首剂。昔人以桂枝汤为太阳经风伤卫之专药,他经皆非所宜,而仲景三阴例中阴尽复阳靡不用之,即厥阴当归四逆,未尝不本桂枝汤也。桂附各具五体,各有攸宜。肉桂虽主下元,而总理中外血气。

桂心专温脏腑营血,不行经络气分。牡桂性兼上行,统治表里虚寒。薄桂善走胸胁,不能直达下焦。桂枝调和营卫,解散风邪而无过汗伤表之厄,真药中之良品,允为汤液之祖也。《本经》之言牡桂兼肉桂、桂心而言,言筒桂兼桂枝而言也,其他板桂、木桂仅供香料、食料,不入汤药。

《药品化义》:桂,属纯阳,体干,肉桂厚,桂枝薄,色紫,气香窜,味肉桂大辛,桂枝甘辛,性热,能浮能沉,力走散,性气与味俱厚,入肝、肾、膀胱三经。

桂止一种,取中半以下最厚者为肉桂,气味俱厚,厚能沉下,专主下焦,因味大辛,辛能散结,善通经逐瘀。其性大热,热可去寒,疗沉寒阴冷。若寒湿气滞,腰腿酸疼,入五积散,温经散寒。若肾中无阳,脉脱欲绝,佐地黄丸,温助肾经。若阴湿腹痛,水泻不止,合五苓散,通利水道。取中半以上枝干间最薄者为桂枝,味辛甘,辛能解肌,甘能实表。《经》曰:辛甘发散为阳。用治风伤卫气,自汗发热,此仲景桂枝汤意也。其气味俱薄,专行上部肩臂,能领药至痛处,以除肢节间痰凝血滞,确有神效。但孕妇忌用。

四、白术

《神农本草经》：白术，气味甘、温，无毒。主风寒湿痹，死肌，痉，疸，止汗，除热，消食，作煎饵。久服轻身，延年，不饥。

《名医别录》：术，味甘，无毒。主治大风在身面，风眩头痛，目泪出，消痰水，逐皮间风水结肿，除心下急满，及霍乱，吐下不止，利腰脐间血，益津液，暖胃，消谷，嗜食。一名山姜，一名山生郑山、汉中、南郑。二月、三月、八月、九月采根，曝干。

《本草崇原》：白术气味甘温，质多脂液，乃调和脾土之药也。主治风寒湿痹者，《素问·痹论》云，风寒湿三气杂至，合而为痹。白术味甘，性温，补益脾土，土气营运，则肌肉之气外通皮肤，内通经脉，故风寒湿之痹证皆可治也。夫脾主肌肉，治死肌者，助脾气也。又脾主四肢，痉者，四肢强而不和。脾主黄色，疸者，身目黄而土虚。白术补脾，则痉疸可治也。止汗者，土能胜湿也。除热者，除脾土之虚热也。消食者，助脾土之转运也。作煎饵者，言白术多脂，又治脾土之燥，作煎则味甘温而质滋润，土气和平矣。故久服则轻身、延年不饥。

《本草新编》：白术，味甘辛，气温。可升可降，阳中阴也，无毒。入心、脾、胃、肾、三焦之经。除湿消食，益气强阴，尤利腰脐之气。有汗能止，无汗能发，与黄芪同功，实君药而非偏裨。往往可用一味以成功，世人未知也，吾今泄天地之奇。如人腰疼也，用白术二三两，水煎服，一剂而疼减半，再剂而痛如失矣。夫腰疼乃肾经之症，人未有不信。肾虚者，用熟地、山萸以补水未效也，用杜仲、破故纸以补火未效也，何以用白术一味而反能取效。不知白术最利腰脐。腰疼乃水湿之气侵入于肾宫，故用补剂，转足以助其邪气之盛，不若独用白术一味，无拘无束，直利腰脐之为得。夫二者之气，原通于命门，脐之气通，而腰之气亦利，腰脐之气既利，而肾中之湿气何能久留，自然湿去而痛忽失也。通之而酒湿作泻，经年累月而不愈者，亦止消用此一味，一连数服，未有不效者。而且湿祛而泻止，泻止而脾健，脾健而胃亦健，精神奋发，颜色光彩，受益正无穷也。是白术之功，何亚于人参乎？不特此也，如人患疟病，用白术二两、半夏一两，米饭为丸，一日服尽即愈。夫疟病，至难愈之病也。用柴胡、青皮散邪不效，用鳖甲、首乌逐邪不效，用草果、常山伐邪不效，何以用白术二两为君，半夏一两为臣，即以奏功？不知白术健脾开胃之神药，而其妙尤能去湿，半夏去痰，无痰不成疟，而无湿亦不成痰。利湿则痰自清其源，消痰则疟已失其党。况脾胃健旺，无非阳气之升腾，疟鬼又于何地存身哉？此效之所以甚捷也。

《本草从新》：补气生血，健脾燥湿。野白术，甘补脾，温和中，苦燥湿。《经》曰：脾恶湿，急食苦以燥之。本善补气，同补血药用，亦能补血。气能生血。无汗能发，有汗能止。发汗加辛散之味，止汗同芍之类。补脾则能进饮食，祛劳倦。脾主四肢，虚则四肢倦怠。止肌热，脾主肌肉，化癥癖，癥癖因脾虚不运者，宜用此以健脾，脾运则积化也。和中则能已呕吐，定痛安胎。得黄芩清胎热，得艾疗胎寒，得参大补胎元之弱。盖胎系于脾，脾虚则蒂无所附，故易落。燥湿则能利又生津，何也？汪机《本草会编》曰：脾恶湿，湿胜则气不得施化，津何由生？用白术以除其湿，则气得周流而津液生矣。止泄泻，化胃经痰水，土旺自能胜湿。理心下急满，脾胃健于转输。利腰脐血结，去周身湿痹。二证皆湿停为患，湿去则安矣。按《白术赞》云：味重金浆，芳逾玉液，百邪外御，六腑内充。盖甚言其功之广也，有火者宜生用。《寓意草》中载蒋中尊病伤寒，临危求肉汁淘饭，食毕大叫一声而逝。门人问：临危索饮之时，尚有法可救否？喻嘉言曰：独参汤可以救之。曾治一孕妇伤寒，表汗过后，忽唤婢作伸冤之声，知其扰动阳气，急迫无奈，令进参汤，不可捷得，遂将白术三两熬浓汁一碗与服，即时安妥，凡力艰不能服参者，重用野术，颇可代之。下焦阴气不脱而上焦阳气骤脱者，大能起死回生。产于潜者最佳，今甚难得。即浙江诸山出者俱可用，俗称为天生术。有鹤颈甚长，内有朱砂点，术上有须者尤佳。以其得土气浓，须乃其余气也。其次出宣歙者名狗头术，冬月采者佳。用糯米泔浸，借谷气以和脾。陈壁土炒，借土气以助脾。或蜜水炒，人乳拌用。润以制其燥。凡炒白术、止宜炒黄、若炒焦则气味全失。熬膏良。

《本经逢原》：白术，一名山姜，甘温，无毒。云术肥大气壅。台术条细力薄，宁国狗头术皮赤稍大，然皆栽灌而成，故其气浊，不若于潜野生者气清，无壅滞之患。入诸补气药,饭上蒸数次用。入肺胃久嗽药,蜜水拌蒸。入脾胃痰湿药,姜汁拌晒。入健脾药,土炒。入泻痢虚脱药,炒存性用。入风痹痰湿、利水破血药,俱生用。然非于潜产者,不可生用也。

《本经》主风寒湿痹,死肌,痉,疸,止汗,除热,消食,作煎饵。久服轻身,延年,不饥。

发明:白术甘温味浓,阳中之阴,可升可降,入脾胃二经。生用则有除湿益燥、消痰利水,治风寒湿痹,死肌痉疸,散腰脐间血及冲脉为病,逆气里急之功。制熟则有和中补气,止渴生津,止汗除热,进饮食,安胎之效。《本经》主风寒湿痹,死肌痉疸者,正以风、寒、湿三者合而成痹,痹者,拘挛而痛是也。《经》曰:地之湿气感则害人皮筋骨。死肌者,湿毒侵肌肉也。痉者,风寒乘虚客于肝脾肾经所致也。疸者,脾胃虚而湿热瘀滞也。如上诸证,莫不由风、寒、湿而成,术有除此三者之功,故能祛其所致之疾也。止汗除湿进食者,湿热盛则自汗,湿邪客则发热,湿去则脾胃燥,燥则食自消、汗自止、热自除矣。又主大风在身,而风眩头痛,目泪出,消痰水,逐皮肤间风水结肿,除心下急满及霍乱吐下不止,利腰脐间血,益津暖胃,消谷嗜食,得参、苓大补中气,得枳、橘健运饮食。《本经》言:消食作煎饵,留其滓以健运脾气,食自化矣。仲景五苓散,祖《素问》泽术麋衔汤并用生者,但彼兼麋衔以统血,则汗自止,此兼桂枝以通津,则渴自除。洁古枳术丸,祖《金匮》枳实汤,彼用生者以健胃,则逆满自愈。此用熟者以助脾,则饮食自强,且以荷叶裹饭为丸,取清震之气,以鼓克运之力也。盖白术得中宫冲和之气,补脾胃药以之为君,脾土旺则清气升而精微上,浊气降而糟粕输。仲淳有云:白术禀纯阳之土气,除邪之功胜,而益阴之效亏。故病属阴虚血少,精不足,内热骨蒸,口干唇燥,咳嗽吐痰,吐血鼻衄齿衄,便闭滞下者,法咸忌之。术燥肾而闭气,肝肾有动气者勿服。刘涓子云:痈疽忌白术,以其燥肾而闭气,故反生脓作痛也。凡脏皆属阴,世人但知白术能健脾,宁知脾虚而无湿邪者用之,反燥脾家津液,是损脾阴也,何补之有?此最易误,故特表而出之。

《药品化义》:白术,属阴中有阳,体微润而重,色苍白,气微香,味微苦略辛,性微温,能升能降,力健脾,性气与味俱厚,入脾、胃、三焦三经。

白术味微苦略辛,取其辛燥湿,苦润脾,燥之润之,脾斯健旺。盖脾属湿土,土无水泽,则不滋润,非专宜燥。《经》曰:脾苦湿,为太湿则阴滞,然过燥则干裂,此以辛燥脾,实以苦润脾。主治风寒湿痹,胸膈痰痞,嗳气吞酸,恶心嘈杂,霍乱呕吐,水肿脾虚,寒湿腹痛,疟疾胎产。能使脾气健运,正气胜而邪气自却也。且润脾益胃,为滋生血气,痘疮贯脓时助浆满圣药。凡郁结气滞,胀闷积聚,吼喘壅窒,胃痛由火,痈疽多脓,黑瘦人气实作胀,皆宜忌用。

《本草正义》:白术气味芳香,苦甘而温,禀坤土中和之性,故专主脾胃,以补土胜湿见长。温能胜寒,燥能驱湿,而芳香之气,能通脉络、走肌肉,故专风寒湿痹,而治死肌。风湿著于关节,则痉而强直;脾家湿热郁蒸,则发为黄疸。术能胜湿而芳香宣络,故主痉疸。自汗亦脾家之湿热,术燥其湿,则汗自止。除热者,除脾虚之发热也;消食者,湿除而脾运自健也。特提出作煎饵一层,则以其丰于脂膏,故宜于煎剂。陈修园谓后人土拌炒燥,大失经旨者是也。《别录》主大风,盖亦指风湿言之。芳香善走,而主肌肉,故大风可除。风眩、头痛、目泪,有湿盛而浊气上蒙者,亦有中虚而清阳不布者。术能除痰胜湿,补中升清,斯眩痛可止,目泪可除,非肝火上浮之目眩、头痛、流泪也。消痰逐水,退痛除满,皆胜湿健脾之效。霍乱吐利,亦指脾有寒湿之证,乃宜于术。利腰脐间血,亦芳香之气,可以流利气血之运行,即《本经》主死肌之意。益津液者,术本富于脂膏也。暖胃、消谷、嗜食,无一非芳香醒脾、温养健运之功耳。

五、猪苓

《神农本草经》:猪苓,气味甘,平,无毒。主痎疟,解毒,蛊疰不祥,利水道。久服轻身耐老。

《名医别录》:猪苓,味苦,无毒。生衡山及济阴、宛朐,二月、八月采,阴干。

《本草崇原》:猪苓,气味甘平,无毒。主治痎疟,解毒蛊疰不祥,利水道。久服轻身耐老……枫树之瘿,遇雷雨则暗长,以泥涂之,即天雨,是禀水精所主之木也。猪苓新出土时,其味带甘,苓主淡渗,故曰甘平。痎疟,阴疟也。

主治痎疟者，禀水精之气以奉春生，则阴疟之邪，随生气而升散矣。解毒蛊疰不祥者，苓禀枫树之精华，结于中土，得土气则解毒，禀精华则解蛊疰不祥也。味甘平而淡渗，故利水道。久服则水精四布，故轻身耐老。

《本草新编》：猪苓，味苦、甘、淡，气平。降也，阳也，无毒。入肾与膀胱经。通淋消肿满，除湿利小便泄滞，助阳利窍。功专于行水，凡水湿在肠胃、膀胱、肢体、皮肤者，必须猪苓以利之。然而水湿之症有阳、有阴、有虚、有实，未可一概利之也。倘阴虚之症，轻用猪苓以泻其水，水去，阴亦消亡，必有口干舌燥之症。况原无水湿之症，利之则重亡津液，阴愈虚矣。甚则有利小便，欲行点滴而不可得者，非误利之明验乎？虽然水湿之邪既在人身，岂可以阴虚难治，竟置于不治哉？用猪苓利水之药，仍入之阴药中，阴既不虚，而湿亦自利，安在猪苓之不可用乎？

《本草从新》：猪苓，通，行水。苦、甘、淡，平。泄滞利窍。入膀胱、肾经。升而能降，开腠发汗，利湿行水，与茯苓同，而泄较甚。治伤寒瘟疫大热，《经疏》曰：大热利小便，亦分消之意，懊侬消渴，湿热。肿胀淋浊，泻痢痎疟。疟多由暑，暑必兼湿。《经》曰：夏伤于暑，秋为痎疟。宗奭曰：损肾昏目。洁古云：淡渗燥亡津液。无湿者勿服。多生枫树下。块如猪屎，故名。马屎曰通，猪屎曰苓，苓即屎也，古字通用。白而实者良。去皮。

《药品化义》：猪苓，属阳，体干，色肉白皮黑，气和，味淡，性平，能降，力淡渗，性气与味俱轻，入脾、膀胱二经。

猪苓味淡，淡主于渗，入脾以利水道。用治水泻湿泻，通淋除湿，消水肿，疗黄疸，独此为最捷。故云与琥珀同功，但不能为主剂，助补药以实脾，领泻药以理脾，佐温药以暖脾，同凉药以清脾。凡脾虚甚者，恐泄元气，慎之。

按 本草之药用评价首尊《神农本草经》和《名医别录》，后代注家层出不穷，皆可参考，而其中明清医家论述观点尤为别出心裁。如陈士铎自成体系，若非读过其医书则不可读懂，张山雷尤功考究，每有革故鼎新之说。

第三节　五苓散的功效与主治

　　五苓散具有利水渗湿,温阳化气的功效。主治蓄水证,症见小便不利,头痛微热,烦渴欲饮,甚则水入即吐,舌苔白,脉浮。还主治水湿内停证,症见水肿、泄泻、小便不利及霍乱等。还主治痰饮,症见脐下动悸,吐涎沫而头眩,或短气而咳者。本方现代常用于治疗肾小球肾炎、肝硬化所引起的水肿以及肠炎、尿潴留、脑积水、胸水、传染性肝炎、泌尿系统感染、中心性视网膜炎、青光眼等疾病。

第三章　源流与方论

第一节　源　流

　　五苓散为医圣张仲景所创,见于《伤寒论》《金匮要略》。历代医家都很重视对本方的研究和运用,在各方面都有较大发展。

　　在组成方面,应用取代药,且方名不变者,有《备急千金要方》以桂心代桂枝;《三因极一病证方论》(简称《三因方》)用赤茯苓代茯苓,桂心代桂枝;《温病条辨》用赤术(苍术)代白术等。众所周知,白茯苓与赤茯苓为同一物种,前者为多孔菌科茯苓的干燥菌核;后者为其干燥菌核近外皮部的淡红色部分。前者甘补淡渗,作用缓和,无寒热之偏;后者行水利湿清热,但无明显补脾之功。故用赤茯苓代茯苓,该方之清热利湿作用增强。桂枝、肉桂(官桂、桂心)同出于桂树,桂枝为桂树的嫩枝,肉桂为桂树的树皮。二者均有温营血,助气化,散寒凝的作用。然桂枝作用较缓,长于发表散寒,主上行而通脉;肉桂作用较强,长于温里祛寒,入下焦而补肾阳。故用肉桂代桂枝,该方之温阳化气作用增强。《神农本草经》记载白术,但无苍、白之分,自汉代以后,始有苍术与白术之别。二者均为脾胃要药,性味苦温,有健脾燥湿之功。但苍术味兼辛而性燥烈,以燥湿运脾为主,且能祛风湿,发汗解表;白术味兼甘而性和缓,以补脾益气见长,而有利水止汗之功。故用苍术代白术,该方之燥湿运脾作用增强。

　　至于后世在该方的基础上加减变化,更是多得难以计数。有加茵陈、木通、滑石、黄芩、黄连等清热祛湿药,以治湿与热合者,如《卫生宝鉴》用其加滑石、琥珀、炙甘草(以桂心代桂枝),名茯苓琥珀汤,治湿热内蕴,小便频数,脐腹胀痛,腰脚沉重等;有加滑石、石膏等祛暑利湿药,以治暑湿为患者,如《素问·宣明论》用其加石膏、滑石、寒水石、炙甘草(以肉桂代桂枝),名桂苓甘露饮,治中暑受湿,头痛发热,烦渴引饮,霍乱吐下,腹痛满闷,小儿吐利等;有加干姜、苍术等温化寒湿药,以治湿与寒结者,如《备急千金要方》用其减猪苓加干姜、杜仲、牛膝、甘草(以桂心代桂枝),名肾着散,治身体重,腰中冷,如水洗状、不渴、小便不利等,《医方集解》用其加苍术,名苍桂五苓散,治寒湿证;有加车前子、平胃散等祛湿药,以治湿浊壅盛者,如《丹溪心法》用其与平胃散相合,名胃苓汤,治伤湿停食、脘腹胀闷、小便短少等;有加羌活、防风、柴胡等祛风解表药,以治兼表证者,如《景岳全书》用其加羌活,名加味五苓散,治风湿寒湿、湿胜身痛、小便不利、体痛发渴等;有加人参、麦冬、阿胶等扶正固本药,以治兼正虚者,如《证治要诀类方》用其加人参,名春泽汤,治伤暑气虚等;有加厚朴、陈皮、川楝子、小茴香等理气导滞药,以治兼气滞者,如《医宗金鉴·杂病心法要诀》用其加川楝子、小茴香,名茴楝五苓散,治膀胱水疝、小便不利等。更有《太平惠民和剂局方》用其加辰砂以安神定志(以赤茯苓代茯苓,肉桂代桂枝),名辰砂五苓散,治头痛发热、心胸郁闷、唇口干焦、神志昏沉等。《丹溪心法》减桂枝,名四苓散,治脾虚湿胜、水泻、小便短少等。

在主治方面,后世扩大了本方的使用范围,如《外科经验方》用其治下部湿热疮毒,小便赤少,《医方集解》用其通治诸湿腹满、水饮水肿、呕逆泄泻、水寒射肺或喘或咳、中暑烦渴、身热头痛、膀胱积热、便秘而渴、霍乱吐泻、痰饮湿疟、身痛身重等。

在剂型方面,原方为散剂,后世多以煮散服,还有作汤剂者。亦有将其改为片剂等便于服用及携带之剂型者,如《中成药研究》1983年11期载,将本方制成片剂服;《河北中医》1982年3期载,将本方制成浸膏服;《国外医学·中医中药分册》1986年6期载,将本方制成颗粒剂服;《日本东洋医学杂志》1991年3期载,将本方制成提取物灌肠;《国外医学·中医中药分册》1994年5期载,将本方制成栓剂插入直肠。还有将本方制成粉剂及酊剂者。

对于本方证病机的研究,更有质的飞跃。近代医家应用细胞学、分子学等现代科学,从病理、生理等方面进行了微观探讨。如日本人伊藤氏通过总结临床及实验研究认为,五苓散证的病机是体内渗透压调定点降低,体液呈稀释增量状态。

第二节 古代医家方论

成无己

苓,令也,号令之令矣。通行津液,克伐肾邪,专为号令者,苓之功也。五苓之中,茯苓为主,故曰五苓散。茯苓味甘平,猪苓味甘平,甘虽甘也,终归甘淡。《内经》曰:淡味渗泄为阳。利大便曰攻下,利小便曰渗泄。水饮内蓄,须当渗泄之,必以甘淡为主,是以茯苓为君,猪苓为臣。白术味甘温,脾恶湿,水饮内蓄,则脾气不治,益脾胜湿,必以甘为助,故以白术为佐。泽泻味咸寒,《内经》曰:咸味下泄为阴,泄饮导溺,必以咸为助,故以泽泻为使。桂味辛热,肾恶燥,水蓄不行则肾气燥,《内经》曰:肾恶燥,急食辛以润之,散湿润燥,故以桂枝为使。多饮暖水,令汗出愈者,以辛散水气外泄,是以汗润而解也。(《伤寒明理论》)

许 弘

发汗后,烦渴饮水,脉洪大者,属白虎汤;发汗后,烦渴饮水,内热实,脉沉实者,属承气汤;今此发汗后,烦渴欲饮水,脉浮,或有表,小便不利者,属五苓散主之。五苓散乃汗后一解表药也,此以方中云覆取微汗是也。故用茯苓为君,猪苓为臣,二者之甘淡,以渗泄水饮内蓄,而解烦渴也。以泽泻为使,咸味泄肾气,不令生消渴也;桂枝为使,外能散不尽之表,内能解有余之结,温肾而利小便也。白术为佐,以其能燥脾土而逐水湿也。故此五味之剂,皆能逐水而祛湿。是曰五苓散,以其苓者令也,通行津液,克伐肾邪,号令之主也。(《金镜内台方议》)

吴　昆

伤寒小便不利而渴者,此方主之。水道为热所秘,故令小便不利;小便不利,则不能运化津液,故令渴。水无当于无味,故用淡以治水。茯苓、猪苓、泽泻、白术,虽有或润或燥之殊,然其为淡则一也,故均足以利水。桂性辛热,辛热则能化气。《经》曰:膀胱者,州都之官,津液藏焉,气化则能出矣。此用桂之意也。桂有化气之功,故并称曰五苓。浊阴既出下窍,则清阳自出上窍,又热随溺而泄,则渴不治可以自除。虽然,小便不利亦有因汗、下之后内亡津液而致者,不可强以五苓散利之,强利之则重亡津液,益亏其阴,故曰大下之后复发汗,小便不利者,亡津液故也,勿治之,得小便利必自愈。师又曰:太阳随经之邪,直达膀胱,小便不利,其人如狂者,此太阳之邪不传他经,自入其腑也,五苓散主之,亦是使阳邪由溺而泄耳!（《医方考》）

张　璐

此两解表里之药,故云覆取微汗。茯苓、猪苓味淡,所以渗水涤饮;用泽泻味咸,所以泄肾止渴也;白术味甘,所以燥脾逐湿也;桂枝味辛,所以散邪和营也。欲兼汗表,必用桂枝;专用利水,则宜肉桂,妙用全在乎此。则庶其辛热而去之,则何能疏肝伐肾,通津利水乎?（《伤寒缵论》）

柯　琴

治太阳发汗后,表热不解,脉浮数,烦渴饮水,或水入即吐,或饮水多而小便不利者。凡中风、伤寒,结热在里,热伤气分,必烦渴饮水。治之有二法:表证已罢,而脉洪大,是热邪在阳明之半表里,用白虎加人参,清火以益气;表证未罢,而脉仍浮数,是寒邪在太阳之半表里,用五苓散,饮暖水利水而发汗。此因表邪不解,心下之水气亦不散,既不能为溺,更不能生津,故渴。及与之水,非上焦不受,即下焦不通,所以名为水逆。水者肾所司也,泽泻味咸入肾,而培水之本;猪苓黑色入肾,以利水之用;白术味甘归脾,制水之逆流;茯苓色白入肺,清水之源委,而水气顺矣。然表里之邪,谅不因水利而顿解。故必少加桂枝,多服暖水,使水精四布,上滋心肺,外达皮毛,溱溱汗出,表里之烦热两除也。白饮和服,亦啜稀粥之微义,又复方之轻剂矣。本方非能治消渴也,注者不审消渴之理,及水逆之性,称为化气回津之剂。

夫四苓之燥，桂枝之热，何所恃而津回？岂知消渴与水逆不同，消字中便见饮水多能消，则不逆矣。（《伤寒来苏集·伤寒附翼》）

赵羽皇

人身之水有二，一为真水，一为客水。真水者，即天乙之所主；客水者，即食饮之所溢。故真水唯欲其升，客水唯欲其降。若真水不升，则水火不交而为消渴；客水不降，则水土相混而为肿满。五苓散一方，为行膀胱之水而设，亦为逐内外水饮之首剂也。盖水液虽注于下焦，而三焦俱有所统，故肺金之治节有权，脾土之转输不怠，肾关之开合得宜，则溲溺方能按时而出。若肺气不行，则高源化绝；中州不运，则阴水泛流；坎脏无阳，则层冰内结，水终不能自行。不明其本，而但理其标，可乎？方用白术以培土，土旺而阴水有制也；茯苓以益金，金清而通调水道也；桂味辛热，且达下焦，味辛则能化气，性热专主流通，州都温暖，寒水自行；再以泽泻、猪苓之淡渗者佐之，禹功可奏矣。先哲有曰：水之得以安流者，土为之堤防也；得以长流者，火为之蒸动也。无水则火不附，无火则水不行。旨哉言乎！（《古今名医方论》）

罗东逸

伤寒之用五苓，允为太阳寒邪犯本，热在膀胱，故以五苓利水泻热。然用桂枝者，所以宣邪而以君之，而虚寒之积黄瘅。盖土虚则旺中州，利膀胱。（《古今名医方论》）

沈明宗

盖多服暖水，犹服桂枝汤啜稀热粥之法，但啜粥以助胃中营卫之气，而暖水乃助膀胱水府之津，俾膀胱气盛则溺汗俱出，经腑同解，至妙之法，可不用乎！（《伤寒六经辨证治法》）

王子接

苓，臣药也。二苓相辅，则五者之中，可为君药矣，故曰五苓。猪苓、泽泻相须，借泽泻之咸以润下，茯苓、白术相须，借白术之燥以升精。脾精升则湿热散，而小便利，即东垣欲降先升之理也。然欲小便利者，又难越膀胱一腑，故以肉桂热因热用，内通阳道，使太阳里水引而竭之，当知是汤专治留着之水，渗于肌肉而为肿满。若水肿与足太阴无涉者，又非对证之方。（《绛雪

园古方选注》）

吴　谦

是方也,乃太阳邪热入腑,水气不化,膀胱表里药也。一治水逆,水入则吐;一治消渴,水入则消。夫膀胱者,津液之腑,气化则能出矣。邪热入之,若水盛则水壅不化而水蓄于上,膀胱之气化不行,致小便不利也。若热盛则水为热耗,而水消于上,膀胱之津液告竭,致小便不利也。水入吐者,是水盛于热也;水入消者,是热盛于水也。二证皆小便不利,故均得而主之。然小便利者不可用,恐重伤津液也。由此可知五苓散非治水热之专剂,乃治水热小便不利之主方也。君泽泻之咸寒,咸走水腑,寒胜热邪;佐二苓之淡渗,通调水道,下输膀胱,并泻水热也。用白术之燥湿,健脾助土,为之堤防以制水也。用桂之辛温,宣通阳气,蒸化三焦以行水也。泽泻得二苓下降,利水之功倍,小便利而水不蓄矣。白术须桂上升,通阳之效捷,气腾津化渴自止也。若发热表不解,以桂易桂枝,服后多服暖水,令汗出愈。是此方不止治停水小便不利之里,而犹解停水发热之表也。加人参名春泽汤,其意专在助气化以生津。加茵陈名茵陈五苓散,治湿热发黄,表里不实,小便不利者,无不克也。(《医宗金鉴·删补名医方论》)

沈果之

此治小便不利之主方,乃治三焦水道,而非太阳药也。《素问·经脉别论》曰:饮入于胃,游溢精气,上输于脾;脾气散精,上归于肺;通调水道,下输膀胱。水精四布,五经并行。此方用桂以助命门之火,是釜底加薪,而后胃中之精气上腾;再用白术健脾,以转输于肺;而后用二苓、泽泻,运水道上升已而降。其先升后降之法,与《内经》之旨,滴滴归源,复与太阳何涉?《伤寒论》治小便不利,汗出而渴者,五苓散主之;不渴者,茯苓甘草汤主之。盖渴为阳气不足,水不上升也,不升则不降,故用肉桂以升之,二苓、泽泻以降之,而用白术一味,以为中枢。乃注者莫不以渴为热入膀胱,津液被劫所致,如果热入而复用桂、术,以温液耗津,又二苓、泽泻以渗之,是热之又热,耗之又耗,速之毙矣。且不渴者,反不用五苓,而用茯苓甘草汤,可知不渴则无须桂、术之蒸腾津液,而桂、术之非治太阳,而治三焦,更不待言矣。有小便不通而以桂枝易桂者,此必命门之火未衰,而外有太阳表证,因邪伤太阳,传入三焦,故表邪未解,而三焦之水道不利,即《伤寒论》所谓"中风发热,六七日不解而烦,有表里证,渴欲饮水,水入则吐者,名曰水逆,五苓散主之"是也。表证为太阳不足,故用桂枝以宣阳气,通津液于周身,即经文"水精四布,五经并行"之旨,非用之以通水道下出也。里证为三焦之气化不宣,故用二苓、泽泻以通三焦之闭塞,非开膀胱之溺窍也。夫下焦之气化不宣,则腹膨而小便不利,水蓄膀胱,此乃水蓄于膀胱之外,不能化入膀胱,故用五苓以化之。亦有用桂枝而效者,因卫出下焦,助太阳气化以运之,非为太阳腑内之水蓄也。如三焦既将水气运化入于膀胱而不出,此真太阳腑内痹而不宣,即胞痹症也。《素问·痹论》曰:胞痹者,少腹膀胱按之内痛,若沃以汤,涩于小便,上为清涕。水在膀胱之内,是膀胱胀满而非腹胀,故按之内痛,若沃以汤;其溺孔之道痹而不通,故涩于小便;膀胱痹气随太阳经脉之行以从巅入脑,故上为清涕。此真太阳本腑水结膀胱之内,而非腹中膨胀之小便不利也。总之,水入膀胱之内,方属太阳;若水在膀胱之外,腹膨满而小便不利者,此脏腑之外,躯壳之内,三焦主之。虞天民曰:三焦者,指腔子而言也。故治腹满肿胀之症,设使一味利水,则三焦之气更不能施化,而膀胱津液为之下竭,非仲景五苓之意也。(《吴医汇讲》)

章 楠

此主在伤寒门,为兼治太阳经腑之病,应用桂枝。故论曰:中风发热,有表里证。可知当用桂枝以行表,故又言汗出愈,不然二苓、泽泻下泄之力胜,焉能使其行表出汗乎?若无表证,宜用肉桂,则其化气行水之功更胜也。盖是方无论用桂、用枝,皆为宣化三焦之法,即非太阳之主方,何也?以三焦司一身表里升降之气,内自脾胃,外达肌肤,必由三焦转输,故三焦气和,则内外通利,二便自调,然其升降之机,又在脾之健运。故此方用术健脾,以桂通阳,阳气运化,水道流行,乃以二苓、泽泻导入膀胱而泄,所以《经》言三焦者,水道出焉,属膀胱,而膀胱为三焦之下游也。又曰:气化则能出焉。谓三焦之气宣化,而膀胱之水方能出也,仲景又用此方治疗霍乱。霍乱,脾胃病也,因三焦气阻不得升降,而致吐利交作,则其非太阳主方,理可见矣。若治霍乱,当用肉桂为宜。(《医门棒喝·伤寒论本旨》)

陈恭溥

五苓散,转输脾气,下行四布之方也。凡脾不转输,烦热而渴,小便不利者用之。又说:方中茯苓、白术补脾气,猪苓、泽泻利水道,桂枝通经解肌,合以为散,使其水津四布,五经并行,脾机一转,诸证悉平矣。白饮所以助脾气,暖水乃充肤热肉,淡渗皮毛之助也,散曰汗出愈。(《伤寒论章句方解》)

费伯雄

湿为地之气,其中人也缓,其入人也深,其为病也不可以疾而已。坐卧卑湿,汗渍雨淋,此湿之自外来者也;多食浓腻,过嗜茶酒,此湿之自内生者也。治湿必先理脾,脾土健运,始能渗湿,此定法也。又须分利,使浊阴从下而出,亦定法也。五苓散,仲景本为脉浮、小便不利,微热消渴,表里有病者而设,方中宜用桂枝,不可用肉桂,后人遂通治诸湿、腹满、水饮、水肿、呕逆、泄泻、水寒射肺、或喘或咳、中暑烦渴、身热头痛、膀胱热、便秘而渴、霍乱吐泻、痰饮湿疟、身痛身重等症。总之,治寒湿则宜用肉桂,不宜用桂枝;若重阴生阳,积湿化热,便当加清利之药,并桂枝亦不可用矣。至加减之附方,各有宜称,亦当细细参之。(《医方论》)

第三节 现代医家方论

冉雪峰

《伤寒》《金匮》,均用此方。观伤寒多饮暖水,汗出愈,里气化,则外气化,外气化,则里气化,内外豁然,亦活泼泼一片化机。方制用泽泻独多,泽泻不仅使有形水质下行,且能使无形水气上滋,曰泽曰泻,昭其实也,但人多知其泻,而不知其泽,所以对重用泽泻意义,殊少体会。渴者加术,术只能培中,脾不能上输时,非泽泻导之使上,何能敷布液泽,润沃涸熯,观此,则本方精义,跃跃纸上。河间桂苓甘露饮,系此方加三石,虽各有适应,尚泥形质,细勘正与此等精义,上下悬绝。学者欲探方学深层意蕴,此等吃紧处,不可不猛下一参也。(《历代名医良方注释》)

矢数道明

构成本方之药物,大部分为利水之味。由于有淡渗之味,故有调节机体内水分平衡之作用。五苓散之作用可做如下解释,它能调节细胞及血液之水分,缓解因渗透压降低所致之抗利尿作用。尤其对于本方证血液中之水分,血管外之水分,即体腔及组织内水分平衡破坏时;组织及体腔内有多余之水分;血液浓稠不能滋润时,本方有调节作用;五苓散能将胃内及其他体腔腔管外之水分送入血中;滋润血液而止口渴;血液滋润则自能利尿,也能除烦安眠。本方名五苓散之苓者,即猪苓之苓,以此为主药。猪苓长于利尿解渴,渗泄之效最佳;茯苓长于行气导水,逐胃内停水;白术善于通利上中下三焦之水;泽泻如水流倾泻,故能行水;桂枝发散肌表,更能上行,使之气血发泄透达,有通调表里上下之功。即以此五种药物相配合,调节水分之平衡,促进强有力之利尿作用,从而达到治疗诸疾。(《临床应用汉方处方解说》)

于世良

方中重用泽泻为君药,入膀胱经,利水渗湿;茯苓、猪苓为臣药,甘淡渗湿,通调水道;以白术为佐药,甘温培土,健脾燥湿;桂枝为佐,既能解肌发表,又能温阳化气行水。诸药共奏利水渗湿,化气行水之功效。(《中医名方精释》)

李 飞

本方用桂枝助膀胱气化而利小便,又能发汗解表而治表证,对蓄水证表邪未解者,服之可使经腑之邪并除。但本方应用以膀胱气化不行的小便不利为主,表证的有无不居主要地位。世医推而广之,以其治疗痰饮、水肿、泄泻等证,认为桂在五苓散中的作用,主要是温肾化气而通利水道,故宜用肉桂。据现代药理研究,二者的挥发油都含有桂皮醛,具有扩张血管,促进血液循环作用,均有助于利尿,故皆可选用。但在兼有表证时,仍以用桂枝为宜。关于方中的君药,众说不一。成无己、许宏等以为茯苓为君,汪昂则以二苓为君，吴谦则主张以泽泻为君。从本方主治分析，水饮内蓄，当以渗泄为主，方中泽泻用量独重，为一两六铢，利水作用较强，而茯苓、猪苓均为十八铢，故以泽泻为君之说，比较惬当。（《中医历代方论选》）

总结：关于本方君药、方证病机、病变部位及方中桂为何物，历代医家众说纷纭。另外，对"烦渴饮水"一症的鉴别诊断及治疗，众医家也做了详细论述，如许宏认为发汗后，烦渴饮水，脉洪大者，用白虎汤；内热实，脉沉实者，用承气汤；烦渴欲饮水，脉浮者，用五苓散。柯琴则认为"烦渴饮水，治之有二法：表证已罢，而脉洪大，是热邪在阳明之半表里，用白虎加人参，清火以益气；表证未罢，而脉仍浮数，是寒邪在太阳之半表里，用五苓散饮暖水利水而发汗"。对于"多饮暖水"之用意，众医家之论基本一致，认为是为了助膀胱水府之津（沈明宗）；充腹热肉，淡渗皮毛（陈恭溥）；欲使表里分消其水（尤在泾）；令汗出愈（吴谦）。还有医者对五苓散的运用提出了告诫，如吴昆曰"小便不利亦有因汗、下之后内亡津液而致者，不可强以五苓散利之"。总而言之，历代医家对五苓散的论述较为全面、深入，尽管有所偏颇，甚至有不敢苟同之论，仍不失为宝贵资料，值得研读。

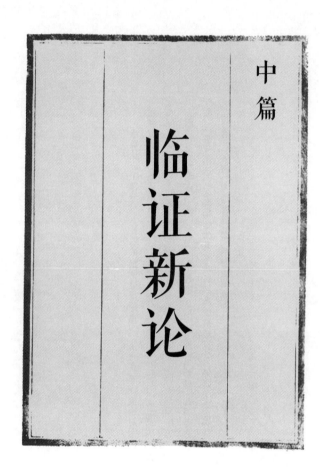

中篇

临证新论

本篇从三个部分对五苓散的临证进行论述：第一章临证概论对古代和现代的临证运用情况进行了梳理；第二章介绍经方的临证思维，从临证要点、与类方的鉴别要点、临证思路与加减、临证应用调护与预后等方面进行展开论述；第三章为临床各论，从内科、外科、妇科、儿科等方面，以临证精选和医案精选为基础进行细致的解读，充分体现了中医「异病同治」的思想，为读者提供广阔的应用范围。

第一章　五苓散临证概论

第一节　古代临证回顾

　　五苓散在《伤寒论》《金匮要略》中有多处提到。观其诸证,不出三条:一者外有表证,内停水湿。症见头痛发热,烦渴欲饮,或水入即吐,小便不利,舌苔白,脉浮;二则水湿内停的水肿、身重、泄泻、小便不利,以及霍乱吐泻等证;三乃痰饮,脐下动悸,吐涎沫而头眩,或短气而咳者。太阳经证,表邪未解,内传太阳膀胱之腑,水蓄下焦,形成"太阳经腑同病"。《黄帝内经》云:"膀胱者,州都之官,津液藏焉,气化则能出矣。"外有太阳表邪,故头痛发热脉浮,内传太阳腑致膀胱气化失常,则小便不利,水蓄不行致津液不得输布则烦渴欲饮,饮入之水不得输布,则水入即吐,即成"水逆证"。《黄帝内经》云"诸湿肿满,皆属于脾",脾虚,土不运水,水湿泛滥于肌肤经脉,而成水肿,水湿不化,故小便不利。中阳素虚,复感外邪,使肠胃正常机能紊乱,清不上行,浊不下降,则吐泻交作,而为霍乱。水饮内蓄于下,则脐下动悸,上逆则吐涎沫,阻碍清阳则头眩,凌于肺则为痰饮而咳。

　　宗仲景《伤寒论》中五苓散治太阳蓄水证,《金匮要略》中治癫眩的水气病之旨,后代医家尊其根,拓其源,充分发挥五苓散的优势运用于临床并取得很好效果。古有《千金方》用以治疗时行热病、狂言、烦躁不安;《太平惠民和剂局方》用以治疗伤寒温热病、霍乱吐利;《朱氏集验方》用之治疗偏坠吊疝;《济生方》用加味五苓散治伏暑热二气,及胃湿泄泻注下;《直指方》用之治疗湿证。其化裁方茵陈五苓散治湿热发黄(《金匮要略》);胃苓汤治伤湿食滞、脘腹胀痛泄泻、小便短少（《丹溪心法》）。四苓散治湿伤脾胃、便溏尿少（《明医指掌》）。本方加寒水石、滑石、石膏，名桂苓甘露饮，治湿热蕴结、小便不利、烦热而渴等症。

《医宗金鉴》：本方加人参，名春泽汤，其意专在助气化以生津。

《医方集解》：本方去桂，名四苓散。东垣云，无恶寒证，不可用桂。周扬俊云，五苓为渴而小便不利者设，若不渴，则茯苓甘草汤足矣，若但渴，则四苓足矣。

《伤寒百问》：五苓散，治瘴气温疟，不服水土，及黄疸或泻者，又治中酒恶心，或呕吐痰水，水入便吐，心下痞闷者。又治黄疸，如橘黄色，心中烦急，眼睛如金，小便赤涩，或大便自利者。若治黄疸，以山茵陈煎汤下。

《三因方》：己未年，京师大疫，汗之死，下之死，服五苓散遂愈。

曾世荣：小儿惊风及泄泻，并宜用五苓散以泻丙火，渗湿土，因其内有桂枝，能抑肝风，助脾土也。

《伤寒三书》：五苓散加石膏、寒水石、滑石、甘草，而为苓桂甘露散，治湿热病之吐泻，烦渴，小便赤涩，大便急痛等症。

《瘟疫论补法》：五苓散去桂枝，以陈皮易白术，名四苓散，治瘟疫传胃之口渴者。

《千金方》：主时行热病，但狂言，烦躁不安，精彩言语，不与人相当者方。

《外台秘要》：深师疗发白及秃落，茯苓术散方：白术一斤、茯苓、泽泻、猪苓各四两、桂心半斤，上五味捣散，服一刀圭，日三，食后服之，三十日发黑。

《太平惠民和剂局方》：本方加辰砂，名辰砂五苓散。治伤寒表里不解，头痛发热，心胸郁闷，唇舌干焦，神思昏沉，狂言谵语，如见鬼神，及瘴疟烦闷不省者。如中暑发渴、小便赤涩，用新汲水调下。小儿五心烦热，焦躁多哭，咬牙上窜，欲成惊状，每服半钱，以温热水下。

《直指方》：治湿证，小便不利。《经》云：治湿之法，不利小便则非其治。又治伤寒烦渴，引饮过多，小便赤涩，心下有水气者。又欲使水饮流行，每服二钱，沸汤调下，若小便更不利，则防己以佐之。

《朱氏集验方》：本方加大附子一只，取空，入五苓散内，炮热，上为细末，用姜汤下。

《类聚方广义》曰：霍乱吐下之后，厥冷烦躁，渴饮不止，而水药共吐者，宜严禁汤水菜物，每欲饮水，则与五苓散，但一帖分二三次服为佳，不过三帖，呕吐烦渴必止，吐渴若止，则必厥复而热复，身体惰疼，仍用五苓散，则必絷絷汗出，诸证脱然而愈，此五苓散与小半夏汤之分别。

《类聚方广义》：此方治眼患，与苓桂术甘汤略似，而彼以心下悸，心下逆满，胸胁支满、上冲等证为目的，此以发热、消渴、目多眵泪，小便不利为目的。二方俱以利小便而奏效。

《医方口诀集》"予尝治平野庄一人，伤寒发热，口燥而渴，与水则吐，后用汤药亦吐，诸医袖手，请治于予"诊脉，数数，记得《伤寒论》中，"中风六七日，不解而烦，有表里证，渴欲饮水，水入则吐，名曰水逆，五苓散主之"之言，遂以五苓散末，白饮（系白米汤饮，一作白汤饮）和服，一匕知，三匕已。又：治江府安藤氏之家人，消渴经年，且胸胁支满，而头晕，与五苓散加甘草，水煎，使服之，不三剂，诸证悉治，此盖用《金匮》苓桂术甘汤及五苓散二法也。

《续建珠录》：和州某（上略），自客岁，食馎三倍于少壮，至今年而舐渴，饮水数升，未尝腹满，近颇自警，以数合为度，如是能饮能食，谓当见肥而反日瘦，他亦无所苦，先生诊之，问及其他，答曰：唯腹皮麻痹，小便频数耳，乃与五苓散服之，不日而渴愈。

《成绩录》曰：一男子患消渴，日饮水数斗，小便亦多，食倍于平日，先生与以五苓散，服月余，奏全效。

五苓散所治之病不一，各医家观点也有所差异，但其病机总属膀胱气化不利，主证是小便不利。如能掌握此者，则用药多可直达病所，均能见效。

第二节　现代临证概述

一、单方妙用

　　方剂作为中医临床疾病用药的主要手段,其基本要求是安全而有效。首先要有效,这是作为药物的前提;其次要安全,要保证不能损害服用者的健康。要做到这两点,必须要明确方剂的应用指征。中医临床使用方药的指征,根据历代医家的临床用方的特点,不外乎病、证和人三个方面。用什么方治疗何种疾病,这在所有医学当中都是最基本的内容;而对于证候和方剂的关系,则是中医学的所特有的;"因人制宜"的思想则更是中医学重视"人的因素"的体现,所谓的"人"也就是体质的问题。对于五苓散而言,其应用指征主要就是五苓散的疾病谱、方证、体质三个方面。

　　所谓五苓散的疾病谱,就是五苓散所主治的病症。仲景原文用于水逆证、发热烦渴、口渴而小便不利、霍乱有热而多用水者、癫眩、黄疸等病症。

　　五苓散方证的内容构成,主要由基本的证候表现所组成,再按照证候的典型与否,可分为典型方证和不典型方证。通过对《伤寒论》和《金匮要略》中所记载的五苓散原文的症状和医案中主治疾病、症状的统计分析,再根据五苓散所主治疾病中外感、内伤的不同、分两类归纳五苓散的方证如下:

1. 五苓散的典型方证

　　1)口渴而小便不利,或呕吐,或腹泻,或无汗而浮肿,或自汗,或头痛。

　　2)头晕而悸,或吐涎,或心下有振水音。

　　3)伴有发热者脉象多浮数,舌象不定,无热者脉象多沉,舌质多淡或暗淡,舌苔多白润甚则水滑或白腻,舌体多胖大或边有齿痕。

2. 五苓散的不典型方证

　　(1)以小便不利为主要表现的疾病:如急慢性肾盂肾炎、急性膀胱炎、输尿管结石、术后膀胱麻痹、前列腺增生、尿潴留以及夜尿增多、多尿症等。

（2）以烦渴多饮为主要表现的病症：如尿崩症、小儿多饮症、糖尿病、周期性 ACTH、ADH 分泌过多症、精神性多饮多尿症等。

（3）以水肿、体液停留为主要表现的疾病：如急慢性肾小球肾炎、肾病综合征、早期肾功能不全、特发性水肿、心源性水肿、阴囊水肿、肝硬化腹水、心包积液、胸腔积液、脑积水、颅内压增高症、视网膜水肿、肾积水、青光眼、内耳迷路水肿、血管性水肿、胃潴留、关节腔积液、羊水过多等。

（4）以呕吐为主要表现的疾病：如急性单纯性胃炎、感冒性呕吐症、幽门梗阻（不完全）或幽门黏膜水肿、酒后呕吐、食物中毒性呕吐、误食毒品、小儿自家中毒症、妊娠呕吐等。

（5）以腹泻为主要表现的疾病：如婴幼儿轮状病毒肠炎、急性肠炎、流行性腹泻、消化不良、饮酒吃肉等导致的腹泻等。

（6）以头晕、头重为主要表现的病症：如梅尼埃病、中暑、癫痫、一氧化碳中毒症、眼睛屈光不良、假性近视、晕车船、晕飞机等。

（7）以疼痛为主要表现的疾病：各种头痛如偏头痛、顽固性头痛、慢性头痛、颅内压增高性头痛、醉酒头痛、脑膜炎、青光眼头痛、颅内肿瘤、硬膜下血肿、感冒或流感引起的发热头痛等；以及带状疱疹引起的皮肤神经痛、牙痛、三叉神经痛、腹痛、经行腹痛、关节痛、坐骨神经痛等。

（8）以其他症状为主要表现的各种病症：包括外科的术前术后，五官科的中心性浆液性脉络膜视网膜病变、急性青光眼、卡他性结膜炎、假性近视、夜盲症、急性泪囊炎、旋耳疮（外耳湿疹）、中耳炎、突发性耳聋、过敏性鼻炎、复发性口疮、弥漫性声带息肉等。

根据《伤寒论》《金匮要略》的论述，大体概括五苓散体质为面色多黄白，或黄暗，身体多困重疲乏。常烦渴而不欲饮，或虽饮水而渴不解，甚者水入则吐；或容易出现浮肿，以面目虚浮为多见，常表现为晨起面浮肿，或下肢易浮肿，甚者可有器质性疾病发生而出现腹水、胸水；或容易小便不利，尿量多减少；或常见呕吐，一般为胃内容物，呕吐多不费力；或容易腹泻，一般呈水样，量较多；虽常见呕吐、腹泻，但吐泻之后，身体多不见明显衰弱。舌质多淡；舌苔多薄白或白腻，甚者水滑；舌体多胖，边有齿痕，或舌体瘦而舌苔水滑。脉象多沉。体形特征不定,虚胖者多肌肉松软而易浮肿,实胖者肌肉充实而易腹泻;瘦者胃部易停水而常有振水音,多伴有食欲不振、腹胀满。

不论是根据疾病临床表现、方证还是体质判断,五苓散的临床应用均有较好的效果,单方加减运用亦有诸多临床案例。

◎案

马某,女,75 岁。2009 年 3 月初诊。年轻时即患便秘,每 2～3 日一行,自怀孕生产后日益加重,往往 5～6 日一行,便干呈颗粒球状,并患内外痔多年。来诊时体倦乏力,面色淡黄,腹胀不排气,大便已 8 天未解。问其食欲一般,夜尿频,同时患有高血压病,长期服用尼福达。症见:舌质淡红,舌苔薄白少津,脉沉弦细。中医诊断为便秘。辨证为气虚无力运化水液,致便结难下。方用五苓散加减。

处方:猪苓 15g,泽泻 20g,白术 30g,茯苓 15g,桂枝 6g,黄芪 30g,厚朴 12g,甘草 3g。5 剂,每日 1 剂,水煎取汁 400ml,分早、晚温服。

二诊:服药第二天,晨起即顺畅排便 1 次,量少,仍呈颗粒球状,以后每天排便 1 次并逐渐变软成形,腹胀亦除,夜尿仅 1～2 次。原方续服,再进 5 剂。以后在此基础上随证加减,但总保留五苓散原药,又间断服药近 3 个月,大便恢复正常。

按 本案患者多年便秘,求医无数,增液汤、承气汤之类必定服过,寻常治法恐无效用,根据有乏力腹胀、夜尿频、舌淡、脉沉弦细等表现,乃辨其为肾气虚,气化无力,以致水液不能输布肠道,导致大便干结难下,遂选用五苓散加减。

◎案

汤某,男,63 岁。2011 年 10 月初诊。2008 年因腹胀查体发现肝硬化、肝占位,先于济南某医院行介入治疗 2 次,后一直间断在门诊服中药调理。2011 年 10 月,患者病情加重,出现大量腹水,肝功能中谷丙转氨酶(ALT)、谷草转氨酶(AST)及总胆红素(TBIL)明显升高。来诊时述已抽腹水 2 次,症见:小便少,极度疲乏,厌食,面色黧黑,巩膜明显发黄,形体消瘦,腹胀如鼓,腹壁青筋暴露,舌质偏暗,舌苔白腻而浊,脉沉细无力。脉证合参,中医诊断为水肿。辨证为肝脾肾俱虚、水湿浊毒瘀阻。急则治其标,治以化气利水、泄浊逐瘀。方用五苓散加减。

处方:猪苓 30g,泽泻 20g,白术 30g,茯苓 20g,桂枝 6g,茵陈 30g,黄芪 30g,生大黄 9g,甘草 3g。3 剂,每日 1 剂,水煎取汁 400ml,分早、晚温服。

二诊:述服药后小便明显增多,腹胀减轻,大便略稀,此为排毒利水之征,前方既效,守方继服 14 剂,腹胀明显消退,尿量增多,黄疸逐渐减轻,复查肝功能,ALT、AST 及 TBIL 明显下降。B 超显示少量腹水。

◎案

范某,女,55 岁。2010 年 11 月 10 日初诊。患者述半年前因感冒后咳嗽,未及时就医,咳嗽日益加重,咳甚则小便出,2 个月后咳嗽治愈,但遗留小便自控无力之症,往往稍饮水或喝菜汤略多时即频繁排尿,甚则多次尿湿衣裤,患者不敢远行,深以为苦。症见:体形稍胖,面色淡黄少华,问其口不干,常感乏力,纳谷睡眠如常,察舌淡红,苔薄白而润,脉细无力。中医诊断为淋证。辨证为肾气虚弱、气不行水。治以化气行水、补肾缩尿。方用五苓散加减。

处方:猪苓 9g,泽泻 9g,炒白术 15g,桂枝 9g,茯苓 15g,桑螵蛸 30g,石菖蒲 15g,益智仁 20g,甘草 6g。5 剂,每日 1 剂,水煎取汁 400ml,分早、晚温服。

二诊:自第 3 剂起小便次数逐渐减少,且未出现尿裤现象。又服前方 7 剂后,改为间日 1 剂,共服 30 剂,多尿之症告愈。

◎案

方某,男,43 岁。1965 年 12 月 7 日初诊。3 个月来尿不尽、尿频、阴囊抽缩,曾查前列腺液,白细胞 15 ~ 20 个/高倍视野,卵磷脂小体(+ +),西医诊断为慢性前列腺炎,治疗效果不明显。后转中医诊治,以补肾疏肝等治疗,症状不减反加重。症见:常腰痛,小便不畅,尿不尽,尿频,食后则少腹拘急、眩晕、阴囊和阴茎挛缩,现症恶寒、头晕加重,舌苔白,脉弦细。中医诊断为淋证。辨证为外寒内饮。治以温阳化气、利湿行水。方用五苓散加减。

处方:桂枝 9g,茯苓 12g,泽泻 15g,猪苓 9g,苍术 9g。3 剂,每日 1 剂,水煎服。

二诊:上方服 3 剂症状减轻,继服 6 剂诸症基本消失。(胡希恕临证心得)

二、多方合用

五苓散治疗水逆证、发热烦渴、口渴而小便不利、霍乱有热而多因水者,黄疸等病症都具有很好的效果,但临床患者多不是以单纯的一个病症来就诊,其往往伴随着诸多其他疾病,单一五苓散恐不能兼顾,所以临床用药多与他方合用,以求全面治疗,让患者及早康复。

1.五苓散合真武汤治疗慢性心力衰竭

心力衰竭(简称心衰)是由于各种原因导致心搏血量下降,相对或绝对不能满足全身代谢的一般需求时的组织瘀血、功能紊乱的一种临床综合病症,属于中医学"心悸""水肿""喘证""痰饮""胸痹"等范畴。历代医家通过大量临床实践,从不同的角度提出了与心衰有关的理法方药,迄今仍指导着临床诊疗。心衰一词,最早见于宋代《圣济总录·心脏门》,但所指与现今心衰含义不同。对于心衰症状的描述最早见于《黄帝内经》,《素问·痹论》曰:"脉痹不已,复感外邪,内舍于心……心痹者,脉不通,烦则心下鼓,暴上气而喘……"指出心痹可出现突然气急喘促等症状。汉代张仲景提出心水说,在《金匮要略·水气病脉证并治》中曰:"心水者,其身重而少气,不得卧,烦而躁,其人阴肿。"详述心水引起的水肿及伴随症状。后世医家在此基础上对"心水"说加以充实和发展,刘完素认为心水应具备身肿、短气、不得卧的表现,朱丹溪在其《丹溪手镜·肿胀》中曰:"短气不得卧为心水。"随着中医药防治心衰研究的不断进步,心衰的主症为:喘促,呼多吸少,气急不续,动则更甚,甚则喘息不能平卧,肢体浮肿,面色苍白,皮肤湿冷,咳吐白色或粉红色泡沫痰,心悸,尿少,面色晦暗,唇青舌紫,脉象沉涩或结代。综合心衰的主症及水饮证的病因、病机,心衰形成的病机为:心肾阳气虚衰,涉及脾肺气虚,无以化气行水,而致水饮内停,水不利则为血,而见瘀水互结的本虚标实证。心肾阳虚为本,水瘀互结为标。根据心衰的中医病机,确定其治疗原则为标本兼顾,虚则补之,实则泻之。由治疗原则确定其基本的治法为温、宣、化、燥、利、活六法。根据治则治法,依法立方,据方遣药,以真武汤和五苓散为主方加减。

处方：制附子15g，桂枝10g，白术12g，茯苓12g，猪苓10g，泽泻10g，生姜10g，赤芍10g，白芍12g，川牛膝10g。

◎案

某，女，61岁。1995年3月27日初诊。其夫代诉：患者素有咳喘宿疾，曾查X线胸片，诊断为普遍性肺气肿。1994年冬天以来，咳喘、胸闷、心悸，并逐日加重，服中西药未见效果，以至近来，咳喘频作，稍动尤甚，只可端坐呼吸，不能平卧，饮食减少。疲倦乏力，汗出肢凉，口干欲饮，小便短少，故邀中医诊治。体格检查：颈静脉怒张，两肺湿性啰音明显，并哮鸣音，第二心音亢进，律如奔马，腹胀，肝脾肿大，双下肢浮肿，按之如泥。面色晦暗无华，口唇发绀。近10天来，曾2次出现神志障碍，经土法抢救复苏。苔白润，舌暗淡，脉沉细。西医诊断为心力衰竭。中医诊断为喘证。辨证为心肾阳虚、水饮内停、凌心射肺。治以温补肾阳、强心利尿。上午方用真武汤合生脉散加减。下午方用四君子汤合五苓散加减。并嘱其家人昼夜侍候，以防不测。

处方1：白芍10g，茯苓30g，白术30g，制附子15g，党参25g，麦冬10g，五味子3g，生姜5片。每日1剂，水煎，上午服。

处方2：党参25g，茯苓30g，白术30g，桂枝30g，猪苓10g，泽泻10g，炙甘草3g。每日1剂，水煎，下午服。

二诊：4月5日。谓上方已如法服用10天，下肢浮肿已经消退，喘咳、心悸减轻，知饥思食，精神好转，已能起床活动。此为水饮已去，心肾阳复，开始步入坦途之佳兆。

处方：白芍10g，茯苓30g，白术20g，制附子15g，党参25g，麦冬10g，五味子5g，桂枝20g。连服10天，每日2剂。

4月15日来电告知，服上方后，咳喘、心悸明显减轻，已能胜任轻微家务劳动。嘱上方每日1剂，缓图治之，至今时逾4个月，病情稳定。

2. 生脉五苓散合肾气丸治疗肺心病

慢性肺源性心脏病（简称肺心病），是由肺部的慢性病变引起肺循环阻力增大，肺动脉压增高，最后导致右心衰竭的一组疾病。中医无肺心病的记载,根据该病咳嗽、咳痰、气喘、胸闷、浮肿的临床症状,可归属于咳、喘、肺胀、痰饮范畴。本病多由慢性支气管炎、哮喘、肺气肿发展而成。肺心病是一个反复发作并渐进加重的疾病,缓解期的治疗对于阻止疾病进展,减少患者发病,提高患者生活质量,减轻患者家庭及社会的经济负担等方面具有极为重要的价值。

肺主一身之气,肾主纳气。肺肾合作共同完成水液正常代谢。水液代谢障碍,肺肾二脏常相互影响。《素问·水热穴论》说:"故水病下为胕肿大腹,上为喘呼不得卧者,标本俱病。"又说:"其本在肾,其末在肺,皆积水也。"说明水肿病不能平卧而喘,虽与肺有关,但其根本仍在于肾。肾有纳气的作用。肾中精气充盛,吸入之气经过肺的肃降,才能下纳于肾。若肾气不足,摄纳无权,气浮于上,就出现喘息。本例患者,长期咳喘,肾肺之气虚损。进一步损及心气。古人曰:"气为血帅,血为气母,气行则血行,气滞则血滞。"血不能输布周身循流,出现瘀血阻滞,故临床上有喘息、胸闷、气短、心悸、口唇发绀、水肿等症状。

◎案

蒙某,男,65岁,已婚。患者咳嗽、喘息20余年。随气候变化更甚,每年冬春季节发作频繁。经常在当地医院用抗感染药、止咳平喘药,及对症治疗,方能缓解。但是20年来,时起时伏,反复发作,不能根治。近3年来,发作更为频数,伴有心悸、胸部满闷不舒、口唇发绀、腹部及四肢水肿。曾在县级医院住院治疗1月余,诊断为慢性肺源性心脏病。用抗生素、强心利尿药、止咳平喘药及对症治疗,好转出院。出院后仍随气候变化,反复咳嗽,喘息,气短,甚则心悸、水肿,反复用抗感染、止咳平喘,强心利尿药物,疗效欠佳,故求中医会诊。症见:面色苍白浮肿,张口抬肩呼吸,半卧位,口唇发绀,腹部四肢凹陷水肿。语音低微,言语断续,身倦乏力,心悸,胸闷不舒。时有烦躁、小便量少,大便3日未解。舌淡胖大色青,苔水滑,脉濡滑无力,时有结代。中医诊断为喘证。辨证为心阳虚衰、水饮内停。治以化气行水、补益心肺。方用生脉散和五苓散加减。

处方:人参6g,麦冬15g,五味子10g,猪苓10g,茯苓10g,白术10g,桂枝6g,泽泻15g,炙麻黄15g,杏仁6g,山药15g,山茱萸10g,大枣4枚,炙甘草

6g。3 剂,每日 1 剂,水煎服。

二诊:服上方后,水肿明显消退,咳嗽、喘息、心悸、胸闷减轻、精神转佳,脉濡滑有力而无结代。效不更方,继服前方 3 剂。

三诊:面色始有荣华,精神大振,口唇发绀消失,张口抬肩呼吸困难解除,能平卧入睡,食欲转佳,生活自理,腹部及四肢水肿消失,舌淡,苔白滑,脉沉细有力。续服上方 5 剂。后又续服 10 余剂,配用"肾气丸"淡盐开水冲服。后随访,近 1 年心悸、水肿未复发,能做家务劳动,精神振作,体质壮实,诉偶有外感轻度咳喘发作,告之基本治愈。

按 生脉散与五苓散配伍,用生脉散补益心肺之气;五苓散以温阳化气,导水下行,共奏化气行水之功。后用"肾气丸"调服,以补肾气,改善肾功能,使之纳气,咳喘得平,呼吸匀调。治法以补泻兼顾,攻补平调,标本同治,改善肺气壅滞、痰涎内停之弊,使上实下虚的喘证痊愈。

3. 五苓散合诸方治疗肾病综合征

肾病综合征是以全身高度水肿、大量蛋白尿、低蛋白血症、高胆固醇血症为特点的临床综合征。常采用以肾上腺皮质激素为主的综合治疗。但长期使用激素毒副作用多,且容易产生依赖性,当激素减量或停药时容易出现病情反复,甚至恶化。故远期疗效不令人满意。在中西医结合治疗肾病综合征过程中,应用中药代替激素已成为当今临床治疗该病的发展趋势。实践证明,以五苓散合用其他方剂为主具有调整机体免疫功能作用,能够减轻激素毒副作用和提高缓减率,降低复发率。

根据临床经验结合患者的临床特点,具体治疗可分三部进行:①以五苓散合麻杏石甘汤为主方以解除肺卫证,清除感染。基本方药:生麻黄、杏仁、生石膏、生甘草、桂枝、白术、茯苓、猪苓、泽泻、白扁豆、薏苡仁、山药、莲子、白茅根、车前子、生姜、大枣。激素原剂量服用,一般 1~2 周,经治疗肺卫症状仍存在者可以增加治疗时间到消失为止。②以五苓散合麻黄连翘赤小豆汤为主方清利湿热,消除免疫变态反应。基本方药:生麻黄、赤小豆、连翘、酸枣仁、桑白皮、桂枝、白术、茯苓、猪苓、泽泻、白扁豆、薏苡仁、山药、莲子、白茅根、车前子、生姜、大枣。激素开始减量,按每日 90mg—60mg—45mg—30mg—15mg—10mg—5mg 依次递减,一般 4 周为 1 个疗程,到激素减完为止。据病情可延长 1~2 个疗程,以防出现反跳现象。③以补中益气汤合五苓散为主方健脾助肾,增强机体免疫功能。基本方药:生黄芪、白术、陈皮、升麻、柴胡、党参、甘草、当归、桂枝、茯苓、猪苓、泽泻、白扁豆、薏苡仁、山药、莲子、白茅根、车前子、生姜、大枣。激素减完后用本方治疗至尿中蛋白完全消失、各项检查恢复正常、临床症状消失为止。

在治疗过程中,如果出现急性发作或感冒应换用麻杏石甘汤合五苓散治疗,换制后仍按原步骤进行。在对 100 例肾病综合征患者进行上述治疗后,做了 10 年追踪观察。男性 56 例,女性 44 例,年龄最小者 6 岁,最大者 64 岁,平均年龄 35 岁,病程最短 6 个月,最长 10 年,均属于原发性肾病综合征Ⅰ型,且都有长期服用激素药史。结果表明,完全缓解 87 例,占 87%;复发 8 例,占 8%;无效 5 例,占 5%。说明中医药对于激素撤减后肾病综合征治疗的远期疗效能够取得令人满意的结果。

4.桃红四物汤合五苓散加减治疗膝关节积血

临床上膝关节损伤是一种常见的损伤类疾病,大多数患者因运动而造成损伤,人体内最复杂而且最大的滑膜关节是膝关节,它由髌骨、股骨远端、胫骨近端以及髌骨周围的半月板、关节囊、肌肉、韧带等部分组成。关节腔内出现积液或者积血症状的患者临床常多见,一般治疗首先抽空积液和积血,然后在关节腔内注入增强剂,继而进行增强扫描,进一步诊断这些损伤,同时在膝关节的损伤范围以及程度方面进行更明确诊断。中医认为其病机多为瘀血与水饮互结。痰血、水饮同为有形之邪,邪阻经络,故为肿为痛。选用桃红四物汤与五苓散合方,取其活血化瘀、利水消肿之意,是治疗膝关节急性损伤后出现积血积液的主要方法。

◎案

王某,男,59 岁。1984 年 7 月 3 日初诊。患者两周前从自行车上摔下,右膝部着地,当时即感膝部疼痛,1 小时后,膝部开始肿胀,活动受限。曾在某医院诊断为膝关节积血,内服活血止痛散 1 周疼痛不减。今右膝部仍红、肿,不能活动,伤处痛如刀割,入夜尤甚,患侧下肢微肿,神疲纳呆,口渴溲少,舌红,苔白腻,脉沉滑。中医诊断为外伤。辨证为瘀血与水饮。治以活血化瘀、利水消肿。方用桃红四物汤合五苓散加减。

处方：当归 12g，川芎 10g，赤芍 10g，桃仁 10g，红花 10g，乳香 6g，没药 6g，牛膝 12g，桂枝 5g，茯苓 12g，猪苓 10g，白术 10g，泽泻 10g。3 剂，每日 1 剂，水煎服。

二诊：服药后，膝部疼痛减轻，肿消大半，膝关节已经能够屈伸。上方再进 5 剂。

三诊：药后疼痛消失，神爽纳增，步履轻快，告愈。

5. 葛根芩连汤合五苓散治疗小儿秋季腹泻

小儿秋季腹泻属中医的"濡泻"范畴。临床主要症状：起病较急，大便呈水样，或蛋花样，气味腐臭，泄下急迫，呈喷射状，每日 10～20 次。伴有发热、烦躁、口渴引饮、呕吐。甚者两眼窝凹陷，皮肤干燥，睡时露睛，呼吸深快，精神淡漠，脉细弱无力，舌绛无津，苔黄干。

临床报道有医家用葛根芩连汤合五苓散治疗本病 60 例，疗效颇佳。一般资料：60 例中，男性 48 例，女性 12 例。6 个月至 1 岁 33 例，1～2 岁 25 例，2～3 岁 2 例。发病季节以秋季为主。

处方：葛根 6g，黄连 3g，黄芩 6g，甘草 2g，茯苓 6g，桂枝 2g，白术 6g，泽泻 6g，猪苓 6g。每日 1 剂，水煎，分 3～6 次口服。

效果：60 例中，痊愈 48 例，好转 11 例，无效 1 例。临床发现此类患儿不但身热、口渴，而且有肠鸣、小便不利、大便反快等临床表现，说明不但邪热伤肠，且水湿不化，故以葛根芩连汤合五苓散治之，以达到清热和里，淡渗利水，通阳化气的目的。方中葛根解肌表之邪热，表解则里和，配芩连清肠之炽热，泽泻、猪苓、茯苓甘淡渗湿利水，白术苦温以健脾运湿，桂枝辛温通阳化气。水道利，则泄泻自止，此即所谓"利小便，即实大便"也。葛根芩连汤合五苓散，其方苦寒清热而不伤脾阳，温阳化气而不助热，寒温并用，合乎阴阳升降之理。若不明"湿胜则濡泄"之理，一见身热，口渴而单纯投以芩连苦寒之品，则易伤脾阳；认为津伤液少，又误投生地黄、麦冬滋润以助湿，则更耽误病情，或又见泄纯稀水，误脾虚不化，投以香砂六君之剂，必然助热瘀滞。只有抓住本证是肠热脾湿的病理特点，辨证施治，才会用药中病而收桴鼓之效。

6.五苓散合六味地黄汤加味治疗中心性浆液性视网膜脉络膜炎

中心性浆液性视网膜脉络膜炎是一种较常见的眼底病,目前对其发病机制的看法极不一致,多数学者认为该病系脉络膜毛细血管通透性的改变,并非炎症所致。早期表现为眼底黄斑区水肿,随着水肿的消退显露出醒目的渗出,而后进入恢复期。本病不但有自限性,而且有再发倾向。初发期视力恢复往往较为理想,再发视力往往受损。中医认为人体水液代谢主要责之肺、脾、肾三脏,肺、脾、肾三脏功能失调,可以导致人体水液代谢的紊乱而发生水液的潴留,若影响到眼,可发生眼底黄斑区水肿。通过临床观察,发现中心性浆液性视网膜脉络膜炎,主要表现脾虚或肾虚两个类型,或二者兼有之,亦可同时出现肺气不利或肝火上炎的临床表现。因此健脾、补肾、利水当是其基本治疗大法。五苓散健脾而利水,六味地黄汤补肾而利水,二方合用,正为合适。根据临床兼证再佐以利肺,清肝。因为气可以统帅血与水的运行,并且"血不利则为水",因此在治疗上还应注意到理气与活血,尤其对于陈旧期的患者,更应在健脾补肾的同时佐以祛瘀生新之品。

临床报道以五苓散合六味地黄汤为基本方,辨证加减治疗中心性浆液性视网膜脉络膜炎25例(29只眼),收到较好疗效。25例中,男性18例,女性7例。年龄最小者15岁,最大者61岁,多在39~45岁。单眼患病21例(左眼14例,右眼7例),双眼患病4例。病程最长8年,最短10天。复发次数最多6次,最少2次。发病诱因:过劳10例,情志刺激5例,过食辛热和饮酒4例,外感6例。治疗方法是健脾益肾、利水消肿。方用五苓散合六味地黄汤加减。

处方:焦白术10~20g,茯苓15~20g,泽泻10~15g,猪苓12g,桂心6g,熟地黄15~30g,山药15g,牡丹皮6g,车前子12~20g,细辛5~10g,丹参12g,羌活6g,木贼6g,谷精草9g,薏苡仁10~20g。每日1剂,水煎分早、晚2次温服。

加减方法:

(1)偏于脾虚者:除眼部症状外,尚有少食倦怠,短气微言,便溏,舌淡红,苔白腻,脉象沉弦或濡缓。当重用白术、茯苓,加苍术12g,陈皮6g,清半夏9~12g,草豆蔻10g。

（2）偏于肾虚者：除眼部症状外，尚有腰膝酸软，脉象沉细，尺脉尤弱。当重用熟地黄，加肉桂 10g，淫羊藿 15 ~ 30g，鹿衔草 1 ~ 30g，肉苁蓉 10g。

（3）兼有肝火上炎者：除眼部症状外，尚有头晕耳鸣，健忘易怒，面红口干，心烦不寐，舌红无苔，脉弦细数。当加用盐黄柏 9g，盐知母 9g，夏枯草 10g，柏子仁 9g，首乌藤 10g。

（4）兼有肺气不利者：除眼部症状外，兼有头痛眼胀、口干不欲饮、咳嗽等症，木贼加至 9g，再加荆芥穗 9g，防风 10g，杏仁 9g。

（5）若黄斑区水肿消退较慢，可重用车前子至 30g，木贼 12g，加赤小豆 30g。

（6）眼前暗影减退，视物尚昏，查眼底水肿已减退，中心凹反光点不清，当酌减利水之药，加党参 15g，黄芪 15g，枸杞子 15g，菟丝子 9g，楮实子 9g，女贞子 9g。

治疗结果疗效标准：症状消失，视力恢复 1.0 以上，眼底黄斑区水肿消退，中心凹反光点恢复定为痊愈；症状减轻或基本消失，视力提高在 5 行（国际标准视力表）以上眼底病变好转，黄斑区水肿消退，中心凹反光点可见，尚有少量渗出物定为显效；症状有好转，视力提高不足 5 行，眼底病变略有改善定为好转；病情无变化定为无效。治疗结果：痊愈 25 只眼，显效 2 只眼，好转 1 只眼，无效 1 只眼，总有效率为 96.5%。一般多在服药后 1 周左右视力开始改善，服药 3 周左右眼底改善。痊愈 25 只眼，平均服药 274 剂。

7. 小柴胡茵陈五苓散方治疗肝硬化腹水

肝硬化、肝腹水是慢性肝炎长期不愈变化而来，但是不少患者，在发现急性肝炎时就已经出现了肝硬化、肝腹水。因此肝硬化、肝腹水的病理和临床症状是虚实夹杂，交错出现，治疗上就不能截然分开。急性黄疸型肝炎，以利湿、清热、疏肝为主；无黄疸型肝炎，以疏肝、祛瘀、和胃为主；肝硬化、肝腹水，以益气、淡渗、祛瘀为主。

◎案

费某，男，46 岁。1985 年 8 月 20 日初诊。1961 年发现急性黄疸型肝炎，不断治疗，病情反复。近 6 个月来，出现腹胀、腹水，某医院查有食管胃底曲张,脾大,诊断为肝硬化腹水,服西药症状反而加重,而求中医治疗。症见:腹胀甚,胸胁满,纳差,嗳气,头晕眼花,口干稍苦,有时鼻衄,舌苔白,脉沉弦滑。中医诊断为腹胀、水肿。辨证为血虚水盛、水郁久化热。治以养血利水。方用小柴胡汤、茵陈汤、当归芍药散合五苓散加减。

处方:柴胡12g,桂枝9g,黄芩9g,天花粉12g,茵陈24g,干姜6g,炙甘草6g,牡蛎9g,当归9g,川芎9g,白芍9g,苍术9g,泽泻15g,茯苓12g,生地黄炭9g,阿胶9g。每日1剂,水煎服。

二诊:9月4日。上药服14剂后,口苦咽干已,鼻衄未作,腹胀稍减,改服茯苓饮、当归芍药散合五苓散加减。

处方:茯苓12g,党参9g,枳壳9g,陈皮30g,苍术9g,当归9g,白芍9g,川芎6g,桂枝9g,砂仁9g,木香9g,大腹皮9g,木瓜9g。每日1剂,水煎服。

上药加减5月余,腹胀腹满已不明显,下肢水肿消,腹水明显减少。嘱其回原籍继续服药,并加服鳖甲煎丸,以图进一步好转。

8. 五苓散合猪苓汤治疗肾结石

临床上发生于尿道的结石多来源于泌尿系统,多是膀胱,也可发生在尿道内。男性患者中结石主要嵌顿于前列腺部的尿道、尿道舟状窝或外尿道口。尿道结石患者排尿时的尿线极细,甚者发生尿潴留。而且结石部位疼痛,同时伴有下尿路感染。

结石形成病因复杂,可能与全身代谢、泌尿系统局部感染和饮食因素有密切关系。有些学者将结石分为两大类,即代谢性结石和感染性结石。尿液含有很多种成分,大体可分为晶体物质和胶体物质,晶体物质包括草酸钙、磷酸钙、磷酸镁铁、尿酸、尿酸盐、黄嘌呤等,胶体物质主要是指黏蛋白和黏多糖类。

现代医学将尿道结石分为原发性和继发性两类,其病因大致如下:原发性尿道结石,指尿道狭窄、感染、潴留性囊肿、黏膜损伤、异物等为其病因。继发性尿道结石,指在尿道上方的泌尿系统中形成后排入尿道并停留在尿道内,多停留在尿道生理膨大部位及狭窄部的近侧,故尿道结石多见于尿道前列腺部、球部、阴茎部及尿道外口。这些因素与喝水少、经常憋尿有关。也与常喝啤酒有关。啤酒的麦芽汁中含有钙、草酸,能使人体内的尿酸增加,为肾结石的诱因。

◎案

李某,男,47 岁。1975 年 7 月 27 日初诊。自感上腹有肿物已 2 个多月,因无不适未曾检查治疗。近 1 个月来感到左上腹疼痛前来就诊,经内外科检查,怀疑是肿瘤而收住院治疗。体格检查:上腹左右均可触及拳头大小实性肿物,表面不光滑,轻度压痛,部位深且与体位无关。静脉肾盂造影:左肾扩大,右肾未显影。临床诊断:双肾肿瘤待查、肾结石待查。动员手术治疗,尚等待安排手术,患者要求服中药保守治疗,因找中医会诊。症见:左腹胀痛,头晕心悸,汗出恶风,口干思饮,饮后渴仍不止,而心下水响,尿频、尿涩痛,舌苔白,脉浮数,心率(HR)100 次/min。中医诊断为癥瘕。辨证为表虚心下停饮而兼津伤夹瘀。治以化气行水。方用为五苓散合猪苓汤加减。

处方:猪苓 9g,泽泻 15g,苍术 9g,茯苓 12g,桂枝 9g,滑石 30g,阿胶 9g,生大黄 3g,薏苡仁 30g。2 剂,每日 1 剂,水煎服。

二诊:上方服药 2 剂后,小便增多,尿中排出绿豆大结石。3 剂服完后,连续四五天排出细沙样结石,腹部肿物消失,其他症状也全消失。追访 5 年未见复发。

三、多法并用

《医学心悟》谓:论病之原,以内伤、外感四字以括之。论病之情,则以寒、热、虚、实、表、里、阴、阳八字以统之。而论治病之方,则又以汗、和、下、消、吐、清、温、补八法尽之。成无己曰:五苓之中,茯苓为主,故曰五苓散。茯苓味甘平,猪苓味甘平,虽甘也,终归甘淡。《黄帝内经》曰:淡味渗泄为阳。利大便曰攻下,利小便曰淡渗。水饮内蓄,须当渗泄之,必以甘淡为主,是以茯苓为君,猪苓为臣。白术味甘温,脾恶湿,水饮内蓄,则脾气不治,益脾胜湿,必以甘为助,故以白术为佐。泽泻味咸寒。咸味下泄为阴,泄饮导溺,必以咸味助,故以泽泻为使。桂枝味辛热,肾恶燥,急食辛以润之,散湿润燥可以桂枝为使。

五苓散方内既是体现中医多法之用,诸药合用,既可淡渗以利湿,也可健脾以运水湿,气化以行水湿,故对水湿内停所致的各种水湿证均可治之。而且各味中药之间各司其职,多法相参,互相关联,缺一不可。而对于疾病,五苓散亦与他方他法并用,协作治疗,期以疗效更佳。

1.五苓散合现代技术治疗难治性腹水

临床研究以五苓散加味结合腹水超滤浓缩回输腹腔术治疗肝硬化难治性腹水取得了良好效果。根据中医辨证用五苓散加味使正气得复,瘀血得散,脉道通利,消退水湿。中西结合,双管齐下疗效显著。显著改善了肝硬化难治性腹水患者的临床症状和体征,提高患者血清白蛋白的水平,改善了肝硬化难治性腹水患者的生活质量,且不影响患者的血电解质,不良反应发生率低。现代药理研究证明茯苓、猪苓、白术、泽泻、黄芪、当归、柴胡、鳖甲等有利尿、保护肝细胞功能、提高白蛋白水平、预防肝纤维化、改善肝内微循环、保护肠黏膜、减少毒素、调节腹膜孔、腹水回吸收增加等作用。

2.五苓散配合针灸治疗急性脑卒中后脑水肿

急性脑卒中后,由于脑水肿或脑组织受压,大脑皮质、丘脑下部的皮质下中枢或脑干网状结构的内脏基本调节中枢不能对膀胱括约肌和尿道内括约肌进行调节,使膀胱括约肌弛缓,尿道内括约肌收缩,使不少患者出现尿潴留。特别是大面积脑梗死或脑出血量较大者,尿潴留为其常见并发症。急性脑卒中后,为防治脑水肿,常常使用甘露醇、速尿等药以利尿脱水,因而积极治疗和预防尿潴留十分必要。

在常规给予脱水、降颅压、稳定血压、预防感染及中成药清开灵基础上,均给予中药。

处方:泽泻18g,猪苓12g,茯苓12g,白术12g,肉桂3g,大腹皮12g,通草3g,竹叶10g。水煎浓缩至100ml,每日2剂,口服或鼻饲。

电针取穴:中极、气海、关元,意识障碍者加水沟。配穴:三阴交、水道。方法:从气海穴进针平刺透关元穴,或从关元透中极。水道:进针后沿皮向下平刺1.5～2寸。三阴交:直刺1.5～2寸,以"气至病所"法,尽量促使针感上传。针水沟穴时,针芒向上,反复运针,至鼻子发酸或流泪。各穴得气后,接通G 6805电针仪(应注意:主穴只能接正极,备用穴可交替接负极、正极）。电流宜用中等刺激量，频率 140～200 次/min，断续波，通电 15～20min。如果未见效，可延长通电时间至 40min，为治疗 1 次。仍无尿，可配合无菌导尿术，间隔 12min 再治疗 1 次，起效后巩固 3 天。治疗 3 天仍无效改为留置导尿术。

五苓散原方治太阳表邪未解，内传太阳之腑，以致膀胱气化不利之蓄水证。用于脑卒中尿潴留，取其渗利蓄水之功。方中重用泽泻为君，甘淡性寒，直达膀胱，利水渗湿。臣以茯苓、猪苓之淡渗，增加大腹皮、通草、竹叶，增强利水之功。正如吴谦《医宗金鉴·删补名医方论》中云："泽泻得二苓下降，利水之功倍，小便利而水不蓄矣。"白术健脾气而运化水湿，少佐肉桂代替桂枝，入肾经，主里证，有温阳化气行水之功。诸药配合，则膀胱利，水湿去。药理研究证实，泽泻、猪苓均可通过抑制肾小管对电解质和水的重吸收而起利尿作用。茯苓利尿作用虽弱，但五苓散煎剂却有显著的利尿作用，优于单味药。

中极、气海、关元穴，均属任脉，任脉与足三阴经交会，中极为膀胱募穴，三穴平刺相透，配合电针，具有接通三阴的作用，足少阴肾经与膀胱经相表里，主水液，足太阴脾经为水湿运化的枢纽，足厥阴肝经调畅气机，气行则水行。三阴交为足太阴、少阴、厥阴三经交会穴，水道为治小便不利要穴，各穴配合，则经络通，水道利，使膀胱括约肌、尿道内括约肌舒张而排尿。水沟穴为急救要穴，《针灸甲乙经》称其可通阳开窍，宁神志，利腰脊，有意识障碍的脑卒中患者用之，可醒脑开窍，促进神志清醒，恢复对膀胱括约肌、尿道内括约肌的调节功能。

第二章　临证思维

第一节　临证要点

　　归纳《伤寒论》和《金匮要略》的论述,五苓散原始条文的主要症状有口渴、小便不利、呕吐、多汗、发热等。但在临床上单凭临床表现是很难对某个病症做出准确诊疗判断的,故根据黄煌教授提出"方—病—人"的诊疗模式,强调方(证)、疾病、人(体质)三者之间的对应,并把三者称之为"方证三角",对于方证的研究亦以探索三者之间的关系为主,对于五苓散的研究也从发病机制、体质、方证、疾病谱等方面进行说明。

1. 着重机制

　　五苓散临床应用广泛,因此掌握本方的机制尤为重要。历代医家基本上都把五苓散看作化气利水之剂。黄煌教授主张,对于古代的理论,应该尽量用现代语言进行阐释,因此,首先把五苓散看作是一张调节人体水液分布异常的基本方,适用于所有机体水液代谢失常的病症。

2. 明判体质

　　体质的识别,有助于快速选方和保证选方准确、用药安全。大多肥胖,面多油光,易疲乏,舌苔多厚腻,舌体多胖大,舌质多淡或暗紫,平时食欲旺盛,腹大而按之松软,多吃常常腹泻或大便不成形,大多缺少运动。相伴疾病:痛风、脂肪肝、高血压等。

3. 方证归纳及说明

方证归纳,可以理解典型的方证特点,有助于理解方证和扩大应用。根据仲景原文症状及黄煌教授的经验,归纳五苓散方证如下:

(1)渴欲饮水,水入即吐,腹泻或便溏。

(2)小便不利,水肿或有浮肿倾向。

(3)或头晕头痛,或悸,或自汗等。

(4)舌质多淡红或暗紫,舌苔多白腻或水滑,舌体多胖大或边有齿痕。

准确地理解方证,还必须对主要症状进行解释。五苓散主治的口渴,是一种患者自觉的口渴感,常烦渴不欲饮,或不能多饮,多饮水则腹胀难耐,也有喜热饮者;腹泻,包括大便次数增多或仅质地略稀溏,一般是水泻,量较多,相反也有便秘者;小便不利,包括小便的次数、排尿量的改变,通常小便量少、次数少,也有次数增加甚至尿崩者;水肿,包括轻度的浮肿,如晨起下睑肿胀,或午后下肢的肿胀,以及明显的肢体水肿或体腔积液,如胸水、腹水、脑积水、关节腔积液、青光眼、膜迷路积水等。

4. 疾病谱

黄煌教授对于方证的研究,强调要弄清方剂的疾病谱,探索方剂与疾病之间的对应关系。上述病种范围即是黄煌教授临床应用的主要病种,当出现上述疾病,同时具有五苓散证和(或)五苓散体质者,就可考虑使用五苓散。

第二节　与类方的鉴别要点

五苓散为利水渗湿剂的第一代表方。利水渗湿剂适用于水湿内盛所致的水肿、癃闭、泄泻等病症。此类方剂主要有通利小便的作用,前人所谓"治湿不利小便,非其治也",正是对此而言。此类方剂中与五苓散具有相类似功效的方剂有猪苓汤、防己黄芪汤等。故对类方的鉴别对于临床选方用药具有重要价值。

1. 五苓散与猪苓汤鉴别要点

二者均为渗利之剂,均有猪苓、泽泻、茯苓,都可以治疗水湿内停所致的小便不利。但五苓散中配桂枝外解太阳表证,内助膀胱气化;配白术健脾燥湿、培土制水,有温阳健脾行水之功,主治阳气不化的蓄水停湿证;猪苓汤配滑石清热利湿通淋,配阿胶滋阴养血润燥,利水渗湿与清热养阴并进,有育阴清热利水之功,主治水热互结阴伤之淋证。

2. 五苓散与防己黄芪汤鉴别要点

二者均可治疗水肿、小便不利,但五苓散主治水湿内停之水肿、泄泻、小便不利。防己黄芪汤主治肺脾气虚所致之风水、风湿证,以黄芪为君,配伍防己及白术等,重在益气健脾利湿,利水消肿之力稍逊,兼能祛风通络,主治皮水,见四肢浮肿较重,伴畏寒肢冷者。

此外,五苓散与白虎汤均可治疗烦渴一症,不同的是五苓散渴而欲饮但不能饮,甚则水入即吐,兼有微热;白虎汤之渴则是渴而引饮,饮水较多,兼有大热。五苓散之烦渴是由水湿内停,气化不行,津不上承而成;白虎汤则是阳明热盛,津液耗伤所致。

五苓散与茯苓甘草汤均可治疗停饮蓄水证,均有温阳化水之功。不同的是:前者重在温化膀胱以利小便,主治水蓄于下、口渴、小便不利;后者重在温化胃阳以蠲水饮,主治水停于中、口不渴而心下悸。

第三节　临证思路与加减

1. 用方新思路

以心下痞满,或伴有腹中有水声为基本要点。

以心下悸动不安为审证要点。

以舌质偏红,苔薄黄,脉浮或紧或沉为鉴别要点。

可能有大便失调、小便不利。

可能有口干燥而渴,或渴不欲饮水,或水入口即吐。

病机:水气内结而逆乱上下。

以上6个方面,其中病机是辨证的必备条件,前三项中只要具备两项,即可得出正确诊断结论,至于其他方面均为病变证机可能出现的症状表现,只作为辨证时的参考,而不作为辨证中的必要条件,然后即可用五苓散。

胡希恕认为五苓散是一张调节人体水液代谢分布异常的方剂。水液的异常分布,《伤寒论》的注家们称之为"蓄水"证。但"蓄水"时水液并非仅仅停留在下焦的膀胱,可以停留在人体的任何部位。蓄于下则小便不利;蓄于中则见"心下痞"和水入则吐的"水逆";蓄于上则见"吐涎沫而癫眩";蓄于表则有汗出;蓄于肠则有下利;蓄于肌肤则有水肿。至于现代医学中青光眼的眼压增高,梅尼埃病的内耳迷路积水,以及脑积水、肝腹水、胸腔积液、心包积液等,都可以认为是"蓄水"的表现形式。只要出现口渴、小便不利、舌体胖大、边见齿痕者,都可以考虑使用本方。一般临证常将五苓散用于以下疾病。

一是以腹泻、大便稀溏为表现的疾病,如夏秋季节的肠炎,包括小儿的腹泻都常常用到。这类疾病往往表现为水样的泄泻,次频无度,甚或空洞无物。多伴有肠鸣、小便不利、渴欲饮水,久用抗生素而不见效。此类腹泻,前人谓之"洞泄",五苓散是针对这类泄泻的特效方。如曹颖甫先生常以之治洞泄,其医案载"大南门郭左,洞泄当分利,川桂枝一钱、猪苓、茯苓各三钱,生白术三钱,炒泽泻二钱"。

二是治疗以水肿、腹水等为表现的疾病。如肾脏病的水肿、肝腹水,以及库欣综合征的水钠潴留性肥胖。某医曾治疗一肝腹水患者以高热、水泻入院,伴有口干、大便稀、下肢水肿、轻度黄疸,投以茵陈五苓散腹水得退。库欣综合征患者多表现为肥胖、水肿,女性还有月经量减少,多毛。舌体多胖大,边有齿痕。本方加生石膏、滑石、牛膝。

三是其他水液代谢障碍性疾病。诸如多汗症,用黄芪、麻黄根等固表止汗药无效者,当细审有无口渴、小便不利之方证。对此,《伤寒论》第73条明言"伤寒汗出而渴者,五苓散主之"。青光眼、假性近视等眼病,也有用本方的机会。其人视物眩而不舒,类似于《金匮要略》中所载的"癫眩"。另外,某医以此方治疗一例脑垂体瘤,症见口渴、手抖、视力下降、大便稀、下肢肿。用本方后口渴、手抖、水肿及大便情况明显好转。

2. 用药新认识

猪苓善于利上、中、下三焦之水气,并能清热,主治水气内停病证,临床配伍用药既可与清热药同用,又可与温热药同用,但在配伍用药时一定要有主次之分,以法而用,则可取得预期治疗效果。

泽泻清热利水渗湿,并能使水湿之邪从下而泄,尤其是治疗中焦水气内停而上逆于头所致眩冒证,则效果显著。临床中欲正确运用泽泻,必须重视泽泻配伍应用,其常用配伍有泽泻配白术以利湿健脾,如泽泻汤;泽泻配茯苓以利湿渗湿,如五苓散。

3. 随症变化加减用药

对于病情单纯或方证典型者多使用原方,病情复杂或方证不典型时常合方或加味。合小柴胡汤,作为肿瘤化疗期间及以后的体质调养常规方;合桂枝茯苓丸,针对皮肤干燥、小腹压痛、腰酸腿肿等瘀血证候合芍药甘草汤,针对出现小腿抽筋或腰腿颈肩酸痛、胁痛等以血管肌肉痉挛为主的疼痛症状,加生姜、大枣,主要是考虑矫味的作用,便于服用;加牛膝,用于出现腰酸腰痛腿肿或痛风者;加葛根,针对头痛、颈项、肩背不适,或血压高者嗜酒;加连翘,主治淋巴结肿大或烦热汗出者;加茵陈,多用于肝病检查发现胆红素增高或者出现黄疸时;若小便疼痛者,加连翘、瞿麦,以清热解毒利水;若少腹拘急者,加小茴香、木通,以温阳通淋行水;若大便干者,加大黄、栀子,以泻火通便,使热从下而去;若浮肿者,加大腹皮、茯苓皮,以行气利水消肿。

第四节 临证应用调护与预后

关于方中桂枝的使用,黄煌教授认为张仲景所用者应该是肉桂,临床实际中有肉桂、桂枝两种情况,或单用或合用,微有热象时多用桂枝,热象不明显或有寒象时多用肉桂。本方用汤剂有大、中、小三个剂量段:一般用中量,大量用于严重水肿时,小量用于体质调整、病情轻微、易呕吐等情况。本方用散剂时,多用于体质调整、病情轻微而稳定或易呕吐时。散剂可用米汤、稀饭等调服。使用散剂还要注意多饮暖水,避风;做汤剂不宜久煎。湿热者忌用,且本方不宜常服。

对于以水肿为主要表现的病症,其调护应适当锻炼身体,增强体质,提高抗病能力。注意保暖,防治风邪外袭,以免诱发或加重病情。调摄饮食,应进食低盐、清淡、易消化、营养充足的食物。因营养障碍所致水肿者,饮食尤应富含蛋白质。

第三章　临床各论

第一节　内科疾病

一、呼吸系统疾病

鼻渊

鼻渊之病名首见于《黄帝内经》,《素问·气厥论》云"胆移热于脑,则辛頞鼻渊",其症状为"鼻渊者,浊涕下不止也",临床常伴鼻塞、头痛,嗅觉减退,甚则虚眩等症状,局部检查可见鼻甲肥大、肿胀充血、鼻腔有脓性或黏脓性分泌物,上颌窦穿刺可抽出脓性分泌物,相当于现代医学的急慢性鼻窦炎。

◎案

唐某,女,6岁。2011年10月7日初诊。素来鼻流黄浊腥涕,晨起多嚏,鼻不闻香臭,反复发作近2年,西医诊为慢性鼻窦炎。2年来一直服用中西药而病情得不到有效控制。近感风寒,诸症加重。患儿鼻唇沟因长期多涕而皮肤潮红,多涕色黄,鼻塞声重,小便频数、量少,大便燥结,胃纳较差,形体消瘦,舌红,苔黄腻,脉滑数。中医诊断为鼻渊。辨证为津气闭阻、湿郁化热。治以宣肺、泄热、开窍。方用苍辛五苓散加味。

处方:桂枝9g,茯苓15g,猪苓15g,白术10g,泽泻15g,茵陈15g,苍耳子10g,白芷10g,薄荷10g,辛夷10g(包煎)。3剂,每日1剂,水煎服。

二诊:10月13日。鼻塞缓减,已不闻鼻塞之音,涕色由黄转清,量也大减,小便频数缓解,食量增加,但晨起喷嚏如前,舌红,苔黄腻,脉滑数。守上方加山楂 15g,防风 10g,继服 3 剂。

三诊:10 月 20 日。鼻窍已通,鼻中也无分泌物,精神尚好。改服玉屏风口服液,每日 1 支(10ml),每 10 日 1 个疗程,共 3 个疗程。

按 患儿在 2 年的治疗中,多采用宣肺泄热开窍的治法,而忽略了鼻窍津气阻滞之机。宣肺开窍只体现了开宣而忽略了肃降,故难以改善鼻窍的津气闭阻,况反复宣肺开窍更损患儿正气,形成正虚邪恋,病必不除。初诊时症见鼻流浊涕、鼻塞、小便不利、舌红、苔黄腻,辨证属鼻窍津气闭阻、湿郁化热,故用苍辛五苓散加茵陈,取茵陈五苓散化气利水,渗湿泄热之意;二诊时诸症缓减,效不更方,故守方再加防风以疏风止痒而治喷嚏一症,又加山楂以健胃消食、顾护脾胃以扶正。鼻渊一证,改善症状容易而巩固疗效较难,患者往往感受外邪后又极易诱发原病,故根治本病的关键在于改善体质、增强机体防御外邪的能力,这也正是中医在治疗慢性鼻窦炎方面的优势。改善体质,一方面要增强脾胃的运化能力,一方面又要益卫固表,故三诊选用玉屏风口服液以补益肺脾、益气固表,以防止疾病的复发。

二、循环系统疾病

1.冠心病

冠状动脉粥样硬化性心脏病简称冠心病,指由于脂质代谢不正常,血液中的脂质沉着在原本光滑的动脉内膜上,在动脉内膜上一些类似粥样的脂类物质堆积而成白色斑块,称为动脉粥样硬化病变。这些斑块渐渐增多造成动脉腔狭窄,使血流受阻,导致心脏缺血,产生心绞痛。中医学有关医籍中记载的"卒心痛""久心痛""厥心痛""胸痹心痛""胃心痛""真心痛"等病症,与冠心病心绞痛、心肌梗死以及由此所致的心源性休克等症状的描述是一致的。现代中医则用"胸痹"这个病证名称对冠心病进行辨证施治。

◎案

某,女,67 岁。以"反复气短水肿 2 年,加重伴胸闷 1 个月"为主诉就诊,症见:精神差,不愿言语,头昏头晕,心慌,胸闷痛,口渴欲饮,饮水后仍渴,且因胃中不适不愿多饮水,时有咳出少量黏痰,纳差,时有恶心,面色㿠白,双侧下肢中度水肿,大便稍干,小便可,眠差,舌白苔腻,舌质几乎无法分辨,舌体胖大,脉弦。患2型糖尿病多年,现皮下注射诺和灵30R早24u,晚20u,血糖控制不详。冠心病病史数年。心电图示:窦性心律;ST-T异常改变;肝功能、肾功能、血常规、凝血四项、甲状腺功能阴性,尿常规:尿蛋白(+++)。多方就诊无效,观其病例,方药俱为二陈汤加减。中医诊断为胸痹。辨证为水饮内停。治以化气行水。方用五苓散加减。

处方:五苓散加生黄芪、炙黄芪各15g,当归15g以益气养血。3剂,每日1剂,水煎服。

二诊:上方服用3剂后,舌苔只剩下中根部约1/3处白腻,面部皱纹显现,下肢水肿明显减轻,纳食明显增多,仍稍有头昏、咳嗽、咳痰,再以止嗽散合半夏白术天麻汤加减,7剂后诸症痊愈。

按 历代医家指出,五苓散证最突出的症状是"小便不利",以小便量少,点滴不畅,甚至无尿为特点。而临床问诊中,患者常不明白此为何意,不能清楚表述,且发现小便量少,相应地出现全身浮肿居多。故指出临床辨证以"水肿"为主症,是应用五苓散的主要线索。而辨寒热,陈阳春教授主张从舌诊来看,因脉诊个体差异较大,影响因素较多,变化多端,故陈阳春教授尤为重视舌诊,认为五苓散的主要舌象是苔白腻,并强调没有明显热象。患者兼纳差、口渴、水逆时,合用小半夏汤;兼眩晕者,加大泽泻用量,一般为30g;咳喘、心悸甚者,加葶苈子。

2. 扩张性心肌病

扩张性心肌病是心腔扩大导致心肌收缩功能障碍的疾病,发病原因不明,病情呈进展性加重,导致心脏的输出量减少,不能满足全身代谢需求时出现组织瘀血、功能紊乱,最终导致心力衰竭,主要表现为水肿,相当于中医学的"水肿"等证。

◎案

某,男,38岁。以"活动后胸闷、气喘半年,加重半天"为主诉,由门诊以"心力衰竭"为诊断入院,症见:端坐位,气喘,双下肢重度水肿,烦躁,纳差,时有恶心。心脏彩超:全心增大,心动过速,左室收缩,舒张功能减退,二尖瓣轻度反流,三尖瓣中度反流,主动脉、肺动脉瓣轻度反流,射血分数(EF)36%。胸部 CT 示:两肺炎症,考虑肺水肿,心影大。心电图示:心房纤颤,HR 113 次/min,ST－T 异常改变,左心室肥大,左心房负荷过重。餐后肝脏彩超:肝实质弥漫性回声改变,肝脏体积增大,肝内静脉扩张(考虑瘀血肝),西医诊断:扩张性心肌病心功能Ⅳ级、高血压病 3 级(极高危)。西药治疗以"降压、抗栓、利尿、延缓心肌改建、减轻心脏负担"为主。经半个月治疗,每日尿量可以达到 2 500ml,烦躁消失,但仍活动受限,活动后气短乏力明显,纳不香,口渴,双下肢中度水肿。故请陈阳春教授会诊,症见:舌苔白腻,舌尖红,脉弱,轻微腹胀,汗出。中医诊断为胸痹。辨证为心阳不振、气阴亏虚。治以温阳利水、益气养阴,佐以行气消食之品,以健中焦。方用五苓散加减。

处方:茯苓 30g,泽泻 20g,猪苓 30g,桂枝 8g,土炒白术 15g,人参 15g,麦冬 15g,五味子 15g,焦山楂、焦神曲、焦麦芽各 15g,紫苏梗 8g,炒莱菔子 20g,栀子 8g,炙甘草 6g。5 剂,每日 1 剂,水煎服。

二诊:服上方 5 剂后,患者纳食增多,下肢水肿变为轻度水肿,但局部皮肤伴有刺痛,腹胀消失,舌苔仅中后部白腻,舌质暗红,舌下瘀络明显。口服中药期间,未加量利尿剂,活动后仍气短乏力心慌明显,腿软发困,时有汗出,脉弦。治以益气养阴、活血通络。

处方:党参 15g,黄芪 30g,肉桂 6g,麦冬 15g,五味子 15g,益母草 30g,煅龙骨 30g(先煎),煅牡蛎 30g(先煎),鸡血藤 30g,赤芍、白芍各 15g,丹参 20g,川牛膝 20g,炙甘草 6g。5 剂,每日 1 剂,水煎服。

三诊:服上方 5 剂后,症状明显好转,生活起居自理,易感乏力,气短言微,给予口服生脉饮口服液善后。

按　陈阳春教授主张运用病机及药性理论认识经方,五苓散方中茯苓、猪苓、泽泻淡渗利尿,白术健脾化湿,桂枝温阳利水兼解表寒。所治病症与其温阳化气利水、健脾运脾布津等功用有关。陈阳春教授指出五苓散证的临床主症为:苔白腻,水肿。兼症:纳差、眩晕、口渴、咳喘、心悸。五苓散最早见于《伤寒杂病论》"太阳病,发汗后,大汗出……若脉浮,小便不利,微热消渴者""发汗已,脉浮数,烦渴者""伤寒,汗出而渴者""中风发热,六七日不解而烦,有表里证,渴欲饮水,水入则吐者"。古今注家,将其称为太阳腑证,认为是太阳表邪不解,循经入腑,热与水互结膀胱所致。名老中医赵锡武先生,对蓄水证的证治说道:"五苓散证之'渴'与'小便不利',是因水精不能四布则渴欲饮水,不能下输膀胱,膀胱无水则小便何由而利? 渴与小便不利,皆非膀胱蓄水所致。"陈阳春教授认为不宜局限于膀胱蓄水,是水蓄三焦及肌腠。《医宗金鉴》云:"三焦失其蒸化,而不能通调水道,下输膀胱……水无去路于下,故水入则吐,小便必不利也。"这里也清楚指出五苓散证是三焦不利,而不是膀胱蓄水。三焦为人之气水通道,有出有入方为正常,若水之通道只入不出,水无出路,则必致水邪逆而向上,四处为患,水湿之邪上冒清阳而为眩晕、目蒙面肿;水饮凌心可致胸痹心悸;水饮凌肺可致咳喘;水停中焦可致心下痞,再者水饮内聚,引动胃气上逆,可见呕吐;水停下焦可致腿肿。这时让水有出路,诸症方能解决。阳气稍有不足而影响膀胱的气化功能,这时仅是功能失调,不会有畏寒、肢冷等阳虚症状。

3.慢性心力衰竭

慢性心力衰竭(CHF)也称充血性心力衰竭、泵衰竭或心功能不全,指心脏当时不能搏出同静脉回流及身体组织代谢所需相称的血液,多由各种疾病引起心肌收缩能力减弱,从而使心脏的血液输出量减少,引起肺瘀血和(或)周围循环灌注不足的表现,是大多数心血管疾病患者最主要的死亡原因。临床主要表现为胸闷气短、呼吸困难、咳嗽喘息、心前区有压迫感、咳痰咯血、双下肢水肿等。

中医学认为慢性心力衰竭的病因主要是因心脏本身病变或他病累及于心,使心之阳气受损或引起气阴不足,从而无力鼓动血脉,导致血脉瘀阻,产生痰、水、瘀等病理产物,引发咳喘胸闷、双下肢水肿、心慌气短等一系列临床表现,属"心悸怔忡""水肿""喘证""痰饮"等范畴。

◎案

某,男,82 岁。2011 年 7 月 18 日初诊。主诉:胸闷胸痛、气短心慌、夜间呼吸困难、失眠4 年,加重3 个月,被诊断为慢性心力衰竭,经西医治疗,诸症缓解不明显。心电图示:V_4、V_5、V_6 导联 ST 段水平压低 > 0.05mV,Ⅱ、Ⅲ、aVF、V_5、V_6 导联 T 波低平或倒置。心脏 B 超示:双房及左室扩大,左室壁搏幅普遍降低,二尖瓣关闭不全,主动脉硬化,心包积液(中量),左室收缩功能减低;彩色血流示:二尖瓣反流(中量),三尖瓣反流(少量),主动脉瓣反流(少量),肺动脉瓣反流(少量)。尿常规示:潜血(+++)。症见:舌胖大,苔白滑,边有齿痕,痰多咳喘,舌下瘀紫,脉细数涩。中医诊断为胸痹。辨证为水饮内停、痰瘀互结。治以化瘀祛痰、温化水湿。方用五苓散加减。

处方:茯苓30g,猪苓20g,泽泻15g,白术15g,黄芪20g,防己15g,车前子15g,龟板15g(先煎),鳖甲15g(先煎),北五加皮8g,瓜蒌20g,薤白15g,川芎10g,丹参30g,远志6g,首乌藤15g,白茅根15g,炙甘草6g。14剂,每日1剂,水煎服。

二诊:服上药14剂后,患者诉胸部闷痛大为减轻,气短心慌明显好转,睡眠良好,精神佳。治疗3个月后,患者诉胸部闷痛消失,其余诸症皆明显减轻,效果良好。复查心电图,B超皆显示较前好转。

按 五苓散主治膀胱气化不利之蓄水证,可利水渗湿,温阳化气。对心阳不足引起的水肿治疗效果很好。方中泽泻为君药,其甘淡,可直达膀胱及肾,利水化湿。茯苓、猪苓淡渗,共为臣药,增强利水之功。白术为佐药,助运化水湿之功。心力衰竭的防治非常重要,应注意以下几点:适当活动,忌剧烈运动;戒烟酒,保持心态平衡,同时还要保证充足的睡眠;及时预防感冒;饮食清淡,减少钠盐摄入。

4.室性期前收缩

频发室性期前收缩是急诊科急危症,患者有心悸、胸闷、胸痛及濒死感等症状,并可能诱发室颤。

该病属中医学"心悸""怔忡"等范畴。临床表现为心悸、乏力、头晕等。

◎案

患者,女,62岁。2013年6月5日初诊。主诉:心悸、胸闷、胸痛3天。心电图示:频发室性期前收缩、二联律,期前收缩50~60次/min。心内科就诊后在急诊观察室静脉滴注利多卡因。夜班医生查房时发现患者已在医院心内科就诊3天,就诊过多位专家及教授,用过利多卡因、胺碘酮、倍他乐克、环磷腺苷葡胺、丹参酮、丹参多酚、桉丙酯等多种药物。但频发室性期前收缩未得到控制,心电监护呈二联律。发现患者病情重,就仔细跟家属询问病史并查体。患者半年前发病,起始患胃肠炎,经过消炎治疗腹泻症状好转,但恶心呕吐未见好转,不能进食。近半年在当地医院治疗主要以营养输液为主。体重下降20kg,处于恶病质状态。约6天前开始出现频发室性期前收缩,当地医院建议到上级医院就诊。患者血压(BP)90/60mmHg(1mmHg=0.133kPa),心率(HR)110次/min,神志清,痛苦面容,消瘦,营养差,恶病质状态。皮肤呈严重脱水状态。双肺未闻及干、湿啰音,腹部呈舟状腹,无压痛及肌紧张。舌质淡,舌苔水滑,脉弦细数,化验结果钾钠低,有低蛋白血症。肝功能、肾功能心肌酶、血糖、甲状腺功能等均正常。家属述患者久治不愈,有口渴、欲饮水、水入则吐症状,据此辨证为《伤寒论》中的"水逆证",但无小便不利。因此治疗思路为优先解决水逆证。治以温阳化气行水。方用五苓散合小半夏汤加减。

处方:桂枝5g,肉桂10g,泽泻20g,茯苓15g,猪苓15g,白术10g,半夏10g,生姜15g。3剂,每日1剂,水煎服。嘱家属缓慢喂服。

第二天早晨查房时心电监护仪显示频发室性期前收缩变成偶发室性期前收缩,5次/min以下,患者诉心悸、胸闷明显缓解,有饥饿感。患者在观察室治疗3天,出院时心电图示:偶发室性期前收缩1~2次/min,能服用流食,未再呕吐。嘱患者回家后继续服用香砂六君子丸10天,并注意饮食。3个月后患者身体完全恢复,体重恢复到50kg左右。

按 该患者的临床效果令人惊奇,不仅感叹于仲景经方的一剂知,二剂已,效如桴鼓的疗效,还有很多对中西医深层次问题的思考与理解。五苓散可以治愈很多病,如染发过敏后头面部湿疹,腹腔镜阑尾切除术后一周腹腔引流液过多,受风感冒以后眼睑微肿、小便不利,服用半剂药就好转等。胃肠炎后顽固性频发室性期前收缩表现为恶心呕吐,不能进食、饮水,在临床上并不常见,西医治疗用抑酸、消炎、补液、纠正电解质紊乱等药物但疗效不佳。中医以为迁延不愈演变成如此危重的"水逆证"状态,是因为胃阳不足不能气化水液,导致水液不行,则水入即吐,胃阳不足饮停而津液得不到输布则口渴欲饮,胃阳不足不能排泄体内水液故舌苔水滑,满口滴水样。患者诸症与五苓散方证相应,因此疗效快而显著。五苓散药里的桂枝有通阳化气功效,达到治愈目的,采用仲景经方的思路3剂药就能治好,说明《伤寒论》的伟大之处。五苓散主治的膀胱蓄水证本质上也是因为膀胱的阳气不足导致的。所以应用五苓散只要辨证好全身或局部脏器气化功能低下，水液吸收、代谢、排泄等出现异常的情况，临床上能适用于非常广泛的疾病里。鉴别好与猪苓汤证、真武汤证、湿热病的区别点是应用的关键。本文顽固性频发室性期前收缩患者用西药 3 天未能起效，五苓散见效快，说明有必要对患者心律失常的机制及中医方面的病机进行分析。利多卡因、胺碘酮是西医治疗室性心律失常的最常用药物，均能抑制心肌细胞及传导细胞的多种离子通道，以达到降低动作电位、延长动作电位时程、抑制心室异位率、消除折返、稳定心肌细胞膜等作用，疗效明确而快速。胺碘酮对中医分型为心气阴两虚、心脉瘀阻、气滞血瘀型心律失常的有效率并不比中药治疗差。该患者的心律失常为水气凌心型，是长时间"水逆证"导致心阳虚引起水气凌心。说明中医强调的治病必求于本的理念的重要性。水逆证导致胃部充满废水、寒水，心脏隔着横膈膜紧邻着胃。所以用利多卡因、胺碘酮治疗疗效差。患者水逆证为本，频发室性期前收缩是表，用五苓散治疗胃的水逆证，频发室性期前收缩就好转。病机分型为水气凌心，在中医内科水气凌心的心悸治疗主方是苓桂术甘汤，但严重的水逆证用苓桂术甘汤治疗疗效未知。《伤寒论》的方证相应在临床治疗上的针对性就明显凸显出来，因为治疗水气凌心有五苓散、苓桂剂、真武汤、猪苓汤、肾气丸、小青龙汤、湿热病方等多种方证。掌握每个方证的对应证和鉴别点，对患者施以个体化的针对性治疗，才能提高疗效，也是经方方证相应的最高境界。"有是证，用是方"。

5. 高血压病

高血压是持续血压过高的疾病，会引起中风、心脏病、血管瘤、肾衰竭等疾病。以动脉血压高于正常范围为主要特征，伴有心脏、血管、脑和肾脏等器官功能性或器质性改变的临床综合征。

中医学关于本病的记载，有"眩冒""眩""目眩""眩运""眩晕""风眩""头痛"等。《黄帝内经》称本病为"眩冒""眩""眩运"。

◎案

邵某，女，43 岁。2013 年 8 月 28 日初诊。因"发作性头晕头痛 10 余年，加重伴眼睑浮肿 10 余日"入院。患者既往有高血压病史 10 余年，间断服药，控制不稳。症见：头晕头痛，眼睑浮肿，下肢无浮肿，腰痛，乏力，口干不欲饮，纳可，眠差，舌暗红，苔薄，脉沉弦无力。BP：左 140/90mmHg，右 150/95mmHg。综合脉证，西医诊断为高血压（1 级，高危）。中医诊断为眩晕。辨证为水饮上犯。治以温阳化饮。方用五苓散加减。

处方：茯苓 30g，桂枝 18g，猪苓 12g，白术 20g，泽泻 20g，桃仁 12g，赤芍 12g，牡丹皮 12g，当归 12g，黄芪 30g，钩藤 20g，酸枣仁 30g。6 剂，每日 1 剂，水煎服。继服通脉养心丸、倍他乐克缓释片。

二诊：9 月 4 日。患者服上药后头痛、浮肿症状减轻，偶有乏力、气短，纳可，眠差多梦，二便调。舌暗，苔薄白，脉沉。BP：136/85mmHg。拟于原方基础上增平肝熄风药物。

处方：上方减钩藤，加用吴茱萸 10g，以散寒止痛；加僵蚕 10g，以熄风止痉。继服 6 剂，每日 1 剂，水煎服。继服通脉养心丸。

三诊：9 月 11 日。患者服药后偶发晨起头晕，无头痛，纳可，眠可，二便调，舌暗，苔薄，脉沉。BP：135/80mmHg。诸症减轻，方药见效，上方 12 剂续服以巩固疗效。三诊后患者未见来诊，电话随访，血压控制良好，无不适。

　按 "五苓散一方，为行膀胱之水而设，亦为逐内外之水饮之首剂也"（《古今名医方论》）。虽然本方所治之证不一，但若掌握其病机为膀胱气化不利及主症为小便不利，用之均有良验。方由五味药组成，以利水之猪苓为主，故称"五苓散"。亦有"苓"为以"令"水行之意。本案患者病眩晕、眼睑浮肿、口干不欲饮、小便不利，为水饮内停不化，上犯脑窍而致；水饮不化，津液不布，故见口干不欲饮、小便不利等。水饮温化不利见眼睑浮肿；舌暗红、苔薄、脉沉弦无力示水饮内停兼有瘀象。本案病机关键为阳虚水泛，故治以温阳化饮为原则，方选五苓散加减。方中茯苓、猪苓、泽泻利水渗湿为主药；白术健脾运湿，与茯苓配合更增强健脾祛湿之作用；桂枝温阳以助膀胱气化，气化则水自行；桃仁、赤芍、牡丹皮、当归用以活血化瘀；黄芪补气以利水行血；钩藤平肝熄风；酸枣仁安神。诸药合用，既可淡渗以利水湿，也可健脾以运水湿，气化以行水湿，补气化瘀以行血利水，故对瘀水互结之证可治之。患者疗效可，二诊、三诊于原方基础上加减获良效。本案从"洁净府"论治，逐太阳腑之水饮，方选五苓散，使膀胱之气得化、血脉调和，配合西药治疗，使心脏负荷得以降低,心功能得以恢复,血管弹性得以加强,则血压得以控制。

三、消化系统疾病

1. 便秘

便秘是指排便频率减少,1 周内大便次数少于 2~3 次,或者 2~3 天才大便 1 次,粪便量少且干结时称为便秘。

中医关于便秘的描述首见于《黄帝内经》;汉代张仲景《伤寒杂病论》有阴结、阳结、不更衣、脾约、闭等记载;隋代巢元方《诸病源候论》在"便病诸候"大之下分列"大便难"和"大便不通"两候;唐代孙思邈《备急千金要方》将便秘称为"秘涩";始有专篇论述,朱肱《类证活人书》首用"大便秘"一名。

◎案

肖某,男,56 岁。2012 年 3 月 14 日初诊。病史:患者因膀胱癌行电切术,术后常规予膀胱灌注化疗,化疗到第 3 次,出现严重的膀胱刺激症状,西医令暂停化疗,以观后效。患者难忍其苦,故请中医施治。症见:尿频、尿急、尿痛,小腹刺痛,小便短涩,点滴而出,烦躁不安,大便困难,舌淡白,苔白厚,脉细弱。中医诊断为便秘、淋证。辨证为湿热蕴结,水蓄下焦,小便不利,气化失常。治以清热利湿、化气行水、通利二便。方用五苓散合八正散加减。

处方:白茅根、滑石(包煎)各 30g,泽泻 20g,茯苓、车前子(包煎)、白术、萹蓄、瞿麦各 15g,猪苓、栀子各 12g,桂枝、木通各 10g,甘草 6g。3 剂,每日 1 剂,水煎服。

二诊:药后小便通畅,大便十分畅快,秘结愈。小腹仍有刺痛,舌淡,苔白,脉细弱。膀胱镜检查发现电切除膀胱癌处充血水肿。原方加六月雪、白花蛇舌草各 30g,如法再煎服 3 剂,诸症消失,继续化疗。

◎案

某,女,老年人。便秘几十年,因长期睡觉不好前来求治。望诊可见,其舌体胖大、苔厚腻,脉和缓。中医诊断为便秘。辨证为痰湿中阻、气化不利。治以祛痰化湿、化气行水。方用二陈汤合五苓散加减。

处方:法半夏20g,陈皮12g,茯苓、生白术、炒酸枣仁各15g,猪苓、桂枝、远志、枳壳各10g,首乌藤30g,甘草6g。3剂,每日1剂,水煎服。

二诊:服药3剂后,患者喜出望外,谓没想到药后把几十年的老便秘问题解决了,大便从来都没有这样顺畅、痛快过。

按 难道五苓散具有通便的作用? 按照常理,五苓散是温阳化气、利水渗湿的代表方剂,可使痰湿、水饮从小便而解。利小便,其结果应该是实大便,为什么患者服药后反而治好了便秘? 五苓散出自汉代张仲景《伤寒杂病论》,是利水渗湿,温阳化气的代表方。方由猪苓、茯苓、白术各9g,泽泻15g,桂枝6g组成。现代用法:做散剂每服3~6g,每天2次,空腹以米汤或温水送下。亦可做汤剂,按上述比例酌量加减,水煎服。五苓散主治大家公认的有3条:外有表证,内有蓄水,头痛微热,渴欲饮水,或水入则吐,心下痞满,小便不利,少腹急迫不舒,舌苔白腻,脉浮。水湿内停所致的水肿、身痛、泄泻、小便不利及霍乱吐泻等症。痰饮、脐下动悸、吐涎沫而巅眩者。现代在五苓散应用上加以发挥,据报道可治疗水肿、泌尿系统感染、急慢性肠胃炎、眩晕、脑水肿、头痛、青光眼等。总之凡表现为水饮内停的口渴、小便不利时,用本方加减治疗,都可收到不错的疗效。

中医学教科书及方剂书都没有明确提及五苓散治疗便秘。临床实践中证实五苓散能够治疗便秘,原因何在?《素问·经脉别论》曰:"饮入于胃,游溢精气,上输于脾,脾气散精,上归于肺,通调水道,下输膀胱,水精四布,五经并行。"《灵枢·本输》曰:"肾合膀胱,膀胱者,津液之府也。"其实,这里边就寓有脏腑功能的升降调节和膀胱的气化作用。通过五苓散和二陈汤、八正散的相互配伍,一方面,使人体内的痰湿、湿热、水饮通过小便排出于体外;另一方面,由于五苓散的气化作用,使膀胱的气机得到温化,则水液的升降出入恢复正常,其浊者,形成尿液排出于体外;其清者,化气上行,成为津液而输布于周身,肠中津液一足,则肠管得以滋润,大便通畅也就不难理解了。可见,对于《素问·灵兰秘典论》中的"膀胱者,州都之官,津液藏焉,气化则能出矣"这一句,不能仅仅认为是在描述现代医学解剖概念上的膀胱贮存和排泄尿液功能,它还有更深一层的含义在里边,即津液藏焉,不是尿液藏焉;气化则能出,不光指出小便,还有大便和津液。正如清代医家唐容川在《中西汇通医经精义》中讲到的:"凡人饮食之水,无不入于膀胱。膀胱如人身之洲渚,故曰州都之官。人但知膀胱主溺,而不知水入膀胱,化气上行,则为津液,其所剩余质,乃下出而为溺。经文所谓'气化则能出'者,谓出津液,非出溺也。"

◎案

蒋某,女,43 岁。2014 年 3 月 11 日初诊。便秘 10 年余,平素大便 5 ~ 10 日一行,解羊粪样便,伴下腹胀满压痛,苦不堪言。四处求诊,前医多以泻下通便,养血润肠,增液生津治之,初起有效,久则复旧,现不得已靠开塞露通便。症见:口干不欲饮,伴乏力,面色黄暗,舌略胖,苔白腻,脉沉迟涩。中医诊断为便秘。辨证为阳虚湿困、肠道失濡。治以温阳化气、通行经络。方用五苓散加减。

处方:桂枝 9g,生白术 45g,茯苓、猪苓、泽泻各 12g,枳实 15g。5 剂,每日 1 剂,水煎,分 2 次温服。

二诊:药后大便 2 次,呈条状偏硬,下腹胀满压痛明显减轻,乏力依旧,加党参 12g,继服 5 剂。

三诊:排便畅,较前稍软,乏力改善,减生白术为 30g,化裁治疗月余,大便日行,精神亦佳。

按 临证之际,便秘小疾,辄以常法治之,如此则仓皇失措,茫茫然也,重蹈前医覆辙。对于阳虚湿困,肠道失濡之便秘,泻下通便、养血润肠、增液生津等常法或能取效于一时,终非长久之计,因偶然间想到川籍名医陈潮祖擅用五苓散治疗阳虚湿困、肠道失濡之便秘。而以五苓散温阳化气,通络行经,以收"昨日江边春水生,艨艟巨舰一毛轻,向来枉费推移力,此日中流自在行"之效,实大出所料,叹仲景不欺我矣!

◎案

沈某,男,78 岁。1996 年 10 月 12 日初诊。近因过食瓜果生冷,半月来自觉大便时常秘结难解,排便时间延长,甚至大便干燥坚硬,自服果导片、麻仁丸等疗效不显。就诊时见腹胀不舒,纳呆,神疲,小便清长,四肢不温,面色㿠白,腰酸乏力,少腹胀满,时欲呕恶,头昏目眩,舌质淡,苔白厚,脉沉滑。

中医诊断为便秘。治以温阳解冻、化饮通便。方用五苓散加味。

处方:肉桂6g(后下),泽泻10g,猪苓、茯苓各15g,生白术、肉苁蓉各30g,陈皮12g。5剂,每日1剂,水煎服。

二诊:10月17日。药后精神明显好转,但大便仍欠通畅,小便清长,原方加硫黄(分次冲服)3g。再服7剂,大便通畅,日行1~2次,诸症皆安。

按 该患者年高,脾肾阳虚,进食生冷则水湿内生,因阳虚寒凝则聚而为痰饮,进而阻滞大肠传导,故出现大便秘结。治以温阳解冻,化饮通便之法。故用五苓散改桂枝为肉桂以温通阳气、逐湿化饮,加肉苁蓉、硫黄温阳通便,陈皮理气导滞,况生白术润肠通便,故效如桴鼓。

2. 黄疸

黄疸是常见症状与体征,其发生是由于胆红素代谢障碍而引起血清内胆红素浓度升高所致。临床上表现为巩膜、黏膜、皮肤及其他组织被染成黄色。中医学认为黄疸是以目黄、身黄、小便黄为主要临床表现,其中以目睛黄染为本病特征。

◎案

王某,男,32岁,干部。2009年7月12日初诊。自述恶心,纳呆,尿黄,眼球黄20余日,虽经西医治疗,但效果不佳。症见:神疲乏力,右胁胀痛,中脘闷窒,小便涩少呈浓茶色,大便溏而不爽,舌苔厚而滑腻,脉濡。肝功能:谷丙转氨酶(ALT)268U/L,谷草转氨酶(AST)543U/L,碱性磷酸酶(ALP)150U/L,r-谷氨酰转肽酶(r-GT)75U/L。皮肤、巩膜黄染,肝区叩击痛(++),腹软,肝肋下一横指,脾未触及。中医诊断为黄疸。辨证为湿热郁滞、湿胜于热。治以利湿化浊、清热退黄。方用五苓散加减。

处方:猪苓12g,泽泻15g,白术12g,茯苓20g,茵陈30g,泽兰15g,车前子15g(包煎),郁金10g。5剂,每日1剂,水煎服。

二诊:7月18日。述服药后尿量增多,尿色转淡,精神好转,食欲增加。效不更方,原方继服10剂。

三诊:7月24日。黄疸消退,小便清,大便成形,纳谷大增,复查肝功能已正常。

按 《金匮要略》说："诸病黄家,但利其小便。"此条提出了治疗黄疸病的大法应以清热利湿、通利小便为主,辨证属湿热郁滞、湿胜于热,治以利湿化浊、清热退黄,方选五苓散加减。由于湿过热壅,胆汁不循常道,溢于肌肤,故身目俱黄。湿困脾胃,浊邪不化,脾胃运化功能受阻,故呕恶、厌食、腹胀便溏。五苓散中泽泻、猪苓、茯苓淡渗利水;白术苦温,健脾运湿;桂枝辛温,通阳化气行水。加茵陈清热利湿;泽兰活血利水;郁金开郁止痛。诸药合用则利湿化浊、解郁清热,使体内湿有去路,热无所附,则湿热之邪自解,黄疸自除。因方证合拍,故病愈亦速。

3. 呃逆

呃逆系膈肌痉挛,属膈肌功能障碍性疾病,吸气时声门突然闭合产生一种呃声,这种膈肌异常的收缩运动是由于迷走神经和膈神经受到刺激所引起。中医学认为呃逆是指胃气上逆动膈,以气逆上冲,喉间呃呃连声,声短而频,令人不能自止为主要临床表现的病症。古称"哕",又称"哕逆"。

◎案

某,男,25岁,司机。呃逆5天,伴口吐清水,腹胀满,小便不利。症见:面白,疲倦乏力,头晕,少气懒言,呃声沉缓有力,时时欲吐,舌淡、苔白,脉浮弦。中医诊断为呃逆。辨证为水饮内停、胃气上逆。治以化气行水、散寒降逆。方用五苓散加减。

处方:泽泻18g,茯苓12g,猪苓、桂枝、生白术、干姜、法半夏各10g。每日1剂,水煎服,3剂而愈。

按 水饮停滞于中焦胃中,胃气上逆则呃逆不止。五苓散健脾温化水饮,干姜温胃散寒,寒饮一去,胃气和降,呃逆自止。

4. 呕吐

◎案

董某,女,9岁。2012年11月18日初诊。5天前受凉出现发热恶寒,体温(T)39.6℃(最高时),在某医院静脉滴注1天后便出现轻微恶心欲吐,家长未予重视,至第5天加重,体温仍有所反复,其母遂转求中医诊治。症见:恶心欲吐,饮水或进食亦即刻吐出,伴发热恶寒无汗,口干咽痛,扁桃体充血,舌淡嫩水滑偏胖,苔薄白,脉浮细数。中医诊断为呕吐。辨证为蓄水,风寒表实兼有热象。治以温阳利水、降逆止呕、解表散寒、和解清里。方用五苓散、五虎汤、银翘散合小柴胡汤加减。

处方:桂枝3g,炒白术、荆芥、防风、姜半夏各9g,茯苓、猪苓、金银花、连翘、柴胡、黄芩各12g,泽泻15g,紫苏叶、薄荷(后下)、羌活各6g。2剂,每日1剂,嘱煎时加生姜3片,并少量频服。

二诊:患儿母亲诉服药后当晚呕吐即止,睡时遍身汗出,翌日体温正常。

按 患儿输液前为典型的风寒表实证,体温最高39.6℃,输液治疗本无可厚非,但患儿阳气不足,无以化气行水,致使液体潴留,水运失常,上逆作吐。五苓散温阳化气行水,拨乱反正,为五虎汤(荆芥,防风,紫苏叶,薄荷,羌活)的解表散寒、银翘散的折其化热之势、小柴胡汤和解寒热创造了有利条件。

5. 腹水

任何病理状态下导致腹腔内液体量增加超过200ml时,称为腹水,也称腹腔积液。正常状态下,人体腹腔内有少量液体(一般少于200ml),对肠道蠕动起润滑作用。本病在中医学中名为"鼓胀",最早见于《黄帝内经》。清代喻嘉言在《医门法律·胀病论》中提到:"凡有癥瘕积块痞块,即是胀病之根。"明代李梴在《医学入门·鼓胀》中提到:"凡胀病初起是气,久则成水……治胀必补中行湿,兼以消积,更断盐酱。"

◎案

邵某,男,73岁。2006年10月31日初诊。体貌:形体偏瘦,肤色黄,面黄隐红。主诉:腹胀便溏8个月。患者于2006年2月因腹胀腹泻于当地医院求治,确诊为肝硬化腹水,经中西医治疗,病情尚平稳。同年8月经某三甲医院检查诊为肝癌,9月入院治疗并行微创射频术。出院时甲胎蛋白增高(94μg/L),谷丙转氨酶、谷草转氨酶、γ-谷氨酰转肽酶较正常值偏高;B超检查提示:肝硬化、肝囊肿、胰腺囊肿、脾肿大、腹腔中等量腹水。症见:腹胀肠鸣,下肢肿;大便溏,日行4次,时便下难禁感;夜尿频多,口干渴饮,腰痛;眼干涩,视物模糊;舌淡暗红,苔薄,脉弦硬。既往有糖尿病、高血压病、脑梗死病史;目前每日用16IU胰岛素,血糖控制良好。BP 140/90mmHg;体格检查:小腿及脚踝凹陷性浮肿。中医诊断为鼓胀。辨证为水饮内停。治以行气利水。方用五苓散。

处方:白术30g,茯苓30g,猪苓40g,泽泻40g,肉桂10g,怀牛膝20g。每日1剂,水煎,分早、晚温服。

二诊:2007年6月26日。断续服用上方30剂,腹胀与渴饮渐减,肠鸣、腹泻基本消失;仍眼睛干涩不适、眨眼频繁,脚踝轻度浮肿;舌暗淡红,苔腻。BP 140/80mmHg。肝功能指标检测示γ-谷氨酰转肽酶增高,其余指标均在正常范围。

处方:白术70g,茯苓70g,猪苓70g,泽泻90g,肉桂50g,姜半夏70g,厚朴70g,紫苏梗70g。诸药研末,制成散剂,每服10g,每日2次,温水冲服。

三诊:2009年5月9日。服上方后诸症平复,病情稳定;B超检查结果提示少量腹水。现已停药半年,渴饮腹胀略有反复,脚踝浮肿;舌暗淡,苔薄,脉弦硬。

处方:白术30g,茯苓30g,猪苓30g,肉桂10g,泽泻30g,怀牛膝30g。诸药研末,制成散剂,每服5g,每日2次,温水冲服。

四诊:11月17日。停药近半年,现腹胀肠鸣、大便稀溏、夜尿频多、眼睛干涩、脚踝浮肿;舌暗紫而嫩,苔薄净,脉弦硬。近查甲胎蛋白仍增高(94.5μg/L),肝癌病灶无复发,肝硬化及腹水情况与初诊基本相同。

处方:白术150g,苍术50g,茯苓200g,猪苓200g,泽泻200g,肉桂120g,怀牛膝200g。诸药研末,制成散剂,每服5g,每日3次,温水冲服。

五诊:12月12日。下肢肿未消,腹胀、口渴同前,纳差口苦,眼睛干涩,疲倦,偶有大便不成形;舌暗淡而嫩,苔薄,脉弦硬。复查甲胎蛋白降至84.3μg/L。

处方:当归20g,川芎20g,白芍20g,白术20g,茯苓20g,泽泻20g,猪苓20g,桂枝15g。每日1剂,水煎,早、晚分服。

六诊:2010年8月28日。服上方30剂后,腹水消失,诸症平复。停药半年后脚踝浮肿时有反复,眼睛干涩;纳眠尚可,二便调;形体偏瘦,面部色斑多;舌质略暗。甲胎蛋白189.7μg/L。

处方：白术30g，茯苓30g，猪苓20g，泽泻20g，桂枝15g，怀牛膝15g。15剂，隔日1剂，水煎，早、晚分服。

七诊：2011年5月17日。断续服用上方，现面色红润、精神状态可；偶有腹胀或腹泻，下肢浮肿消失；时感乏力及视物模糊，眼睛干涩及口渴减轻，夜尿偏多；舌暗红，苔薄，脉弦硬有力。B超示少量腹水。复查甲胎蛋白94μg/L。

处方：当归10g，川芎15g，白芍20g，白术30g，茯苓30g，泽泻20g，猪苓20g，桂枝15g。20剂，隔日1剂，水煎，早、晚分服。并嘱患者定期复查。

按 本案主治方为五苓散加牛膝，合用当归芍药散及半夏厚朴汤。服药近5年，患者腹胀腹泻、脚肿、眼干乏力等症均明显好转，病情稳定。本案患者所表现的肠鸣泄泻、夜尿频多、口干渴饮、眼睛干涩、腿脚浮肿、腹水等均为典型的五苓散证。二诊时用五苓散合半夏厚朴汤，即八味通阳散，意在缓解窍道如眼睛的干涩不适及腹胀感。五诊时因疗效欠佳，遂将五苓散改为汤剂，并合入当归芍药散，以养血利水。本案治疗多用怀牛膝。中药学认为，该药有补益肝肾、强健腰膝以及活血利水、引血下行之效。黄煌教授（后称"黄师"）根据《备急千金要方》记载，并结合临床实践，常用此药以改善肾脏、腰部、盆腔及下肢的血液供应，并认为有保肾利尿之效。

类证鉴别本案患者有腹水便溏、夜尿频多、腰痛脚肿的表现，应与真武汤证相鉴别。肝性腹水的真武汤证多有精神萎靡不振、头晕、心悸、尿少、脉沉细无力等表现，且虽可有口干，但必不至口干渴饮。

经验拓展五苓散是一张调节人体水液分布、代谢及排泄异常的有效方剂。本方证多表现为口渴、小便不利，又称"蓄水"证。"蓄水"时，水液并非仅停留于下焦，而可停留在人体的任何部位。如蓄于下，则见小便不利；蓄于中，则见"心下痞"和水入则吐的"水逆"；蓄于上，则见"吐涎沫而癫眩"；蓄于表，则有汗出；蓄于肠，则为下利；蓄于肌肤，则为水肿。在现代医学疾病范畴中，如青光眼的眼压增高，梅尼埃病的内耳迷路积水以及脑积水、肝腹水、胸水、心包积液等多种疾病，一旦出现口渴、小便不利、舌体胖大，边见齿痕者，均可考虑使用本方。

黄师常将五苓散用于肾性水肿、肝腹水、库欣综合征的水钠潴留性肥胖，以及伴有肠鸣口渴、小便不利的腹泻，其他诸如多汗症、青光眼、假性近视、脑垂体瘤等表现为水液代谢障碍性疾病，亦常有使用。应用本方时，黄师常嘱患者温服药物、避风寒、忌食生冷。服药后，其人多小便畅、大便转干、浮肿消退、口生津液，且全身轻松感，提示体内水液代谢及分布已恢复正常。慢性肝炎、肝硬化、肝癌、肠癌等病症常会出现水样便、腹胀、舌胖而边见齿痕的五苓散证，此时可合用当归芍药散。患者虽有腹中有块、面黑舌紫、舌下静脉瘀曲等，亦不可化瘀破血。因攻伐必伤正，此类患者多正气亏虚，故临证时要从患者的体质状态考虑，以带病延年、提高生活质量作为治疗目标。因患者体虚，给予适度的治疗有利于正气恢复，故本案治疗用时较长，且采用了汤剂、散剂交替间歇治疗的办法。

◎案

薛某，男，49 岁。2011 年 12 月 19 日初诊。体貌：形体消瘦，肤色暗黄，精神萎靡。主诉：腹痛近 3 个月，伴腹胀、胸闷 20 天。患者于 2011 年 9 月 23 日无明显诱因出现持续性右下腹痛，伴纳差、乏力，无畏寒发热及呕吐、腹泻。经保守治疗无效而行剖腹探查术，术中发现腹腔内有多个肿大淋巴结，最大者达 5.9cm×1.8cm；病理检查提示：淋巴组织增生，疑似恶性淋巴瘤。11 月 25 日患者开始出现发热，体温最高达 40℃，持续 3～4 天后，体温逐渐下降，但出现胸闷气急、腹胀、尿量减少等症，B 超检查提示大量胸腔、腹腔积水；抽取胸水约 750ml，未发现癌细胞；给予利尿及其他对症支持治疗，但效果不明显，遂求治于黄师。患者由轮椅推进诊室，体格检查：贫血貌，腹水征阳性，双下肢轻度水肿。症见：胸闷气急、动则尤甚，稍咳嗽；腹胀，右下腹隐痛不适；乏力，尿量少；舌淡红，脉沉。中医诊断为鼓胀。辨证为水饮内停。治以温阳化气、散寒行水。方用五苓散加减。

处方：泽漆 20g（先煎），黄芩 10g，桂枝 10g，生晒参 10g，白前 10g，姜半夏 10g，甘草 5g，干姜 5g，紫菀 10g。每日 1 剂，泽漆先煎半小时，去滓，再入余药，煎煮取汁 300ml，代茶频饮。

二诊：2011 年 12 月 27 日。患者女儿代诊，诉药后精神振作，腹痛消失，胸闷气急及腹胀明显减轻，尿量增多，胃纳增。12 月 22 日腹水引流 1 次，量约 700ml；复查 B 超示胸水、腹水明显减少。守初诊方，泽漆增至 30g。每日 1 剂，水煎，代茶饮。

三诊:2012 年 2 月 7 日。患者步行入诊室,诉二诊后至今未再抽取胸水、腹水;胃纳可,体重增加,面色转明润;无胸闷气急,唯少腹不适,双侧腰部酸楚;小便畅,双下肢轻度水肿;稍口干,大便调;素有夜寐不安,已渐改善;舌暗红,苔薄白,脉弦略沉。1 月 9 日 B 超示:胸水消失,腹腔见 2.6cm 积液。予二诊方加大枣 30g。每周服 5 剂,服法同前。

四诊:2012 年 4 月 14 日。患者病情稳定,已于 2 月 20 日出院;少腹胀减轻,夜间稍明显,双下肢无水肿;精神佳,睡眠佳,食纳可,二便调;舌质偏暗,苔薄白,脉略弦。

处方:泽漆 30g,黄芩 10g,桂枝 10g,生晒参 10g,白前 15g,姜半夏 10g,甘草 5g,干姜 5g,紫菀 10g,大枣 30g。每周服 5 剂,服法同前。

五诊:2012 年 6 月 5 日。诸症消失,体力恢复,已能干农活;体重恢复至起病前的 64kg;舌淡红、苔薄白,脉来和缓。予四诊方加茯苓 15g。15 剂,每周服 5 剂,服法同前。

按 《金匮要略·肺痿肺痈咳嗽上气病脉证并治》谓:"咳而脉浮者,厚朴麻黄汤主之……脉沉者,泽漆汤主之。"其脉沉者,为内有水饮,如《金匮要略·水气病脉证并治》云:"脉得诸沉,当责有水,身体肿重。"泽漆多用于水气病、水饮证的治疗。如《神农本草经》载:"泽漆,味苦、微寒,主治皮肤热,大腹水气,四肢面目浮肿,丈夫阴气不足。"《备急千金要方》用泽漆汤治水气通身水肿、四肢无力、喘息不安、腹中胀满。《太平圣惠方》有单用治疗水气病的记载。《本草崇原》载:"今方家用(泽漆)治水蛊、脚气有效,尤与《神农》本文相合。"本案患者胸水、腹水较甚,邪实而正衰,攻补两难。黄师考虑泽漆一药,逐水之力较峻,而毒性又比甘遂、大戟弱,行水而不伤正,适合虚实夹杂、正虚水停者,遂选用泽漆汤为主治疗。

类证鉴别治疗胸水、腹水之病症,《伤寒论》中有十枣汤、葶苈大枣泻肺汤、己椒苈黄丸、牡蛎泽泻散、桂枝去芍药加麻黄附子细辛汤、五苓散、真武汤、八味肾气丸等方。十枣汤与葶苈大枣泻肺汤为峻逐之剂,其所适用者为实而不虚之证;己椒苈黄丸证当有口燥便结;牡蛎泽泻散证之水气主要在腰以下,而桂枝去芍药加麻黄附子细辛汤证之水气多在心下胃脘及肌表,且有无汗、尿少而心下坚满之症;五苓散证多有尿少而口渴、多汗、便溏诸症,真武汤证则见神萎、尿少,且常伴头晕心悸,其脉沉细无力;八味肾气丸证多为肾性水肿,常有腰酸,且脚肿明显。

经验拓展关于泽漆汤原方中紫参一药,历代医家颇有争议,认为该药当为石见穿,或紫菀,而黄师常用紫菀取效。另外,本方的煎服法值得注意。《金匮要略》载其法:"……泽漆三斤,以东流水五斗,煮取一斗五升……内泽漆汁中,煮取五升,温服五合,至夜尽。"故本方宜采用白天少量频服之法,黄师又常嘱患者煎药代茶饮。古代医学文献中泽漆汤的临床案例少见记载,后世亦较少应用。其实泽漆汤具有较佳的消痰逐水功效,近贤用治郁热之水饮所致的水肿、咳喘类病症。现代临床拓展其运用,将该方用于治疗慢性支气管炎、肺源性心脏病、哮喘持续状态、心力衰竭、淋巴结核、结核性瘘管、结核性渗出性胸膜炎伴肝功能损害、食管癌、午后持续发热等病症。提示这一古方具有较大的临床价值,值得进一步研究。

◎案

施某,女,81岁。2014年6月19日初诊。3个月前行外痔及直肠息肉切除术,切片示:直肠类癌。出院1个月后出现全腹胀满,大便或3~5日不解或1日水泻5~9次,2个月后腹胀加重并向外鼓起,大便如旧,伴全身轻度水肿,查腹部立位平片、腹部B超、生化、肿瘤指标、血常规、尿常规、心电图未见明显异常。西医诊断为腹胀待查。予莫沙必利分散片促进胃肠蠕动,双歧杆菌三联活菌胶囊调整肠道菌群,呋塞米片、螺内酯片利尿消肿,服药1周,水肿略减,余症未减。症见:腹部胀满膨隆如怀孕5个月,舌淡,苔薄白,脉濡细。处五磨饮子加减3剂不应,重新辨证为阳虚气化不利。治以温阳化气。方用五苓散加减。

处方:桂枝6g,炒白术12g,茯苓、猪苓各15g,泽泻30g,肉桂粉3g(冲服)。3剂,每日1剂,水煎,分2次温服。

二诊:患者腹胀减轻,腹壁皱纹出现,守原方治疗旬日,腹部胀满膨隆日减,腹壁松弛,水肿几无。

按 "风痨鼓膈"四大难证,古已有之,患者鼓胀适值直肠类癌术后,然未见腹水、积粪、肠梗阻等有形实邪,故从无形之气滞入手,未料鼓胀不为所动。《金匮要略》云"大气一转,其气乃散",于此乏效,何也? 投五苓散侥幸取效,思此确为脾肾阳虚、气化不利无疑,方证相对,则日丽中天,阳温气化,鼓散胀消。

6. 泄泻

泄泻是以排便次数增多、粪便稀溏甚至泻出如水样为主症的病症。多由脾失健运、水湿停留、清浊不分,并走大肠而成。临床有急慢之分,急性暴泻以湿盛为主,病属实证;慢性久泻以脾虚为主。慢性久泻病程长,易反复,影响患者的生活质量。慢性腹泻多因后天脾胃虚弱、肾阳不足,或肝郁气滞,横克脾胃,致运化失司,小肠分清泌浊受阻,大肠传化失司,水停为湿,谷停为滞,合污而下所引起。

◎案

王某,男,6岁。1996年9月16日初诊。时值夏末秋初,烦渴吐泻不止1天。症见:患儿腹痛,泄泻,泻下急迫,稀水样大便,每日20~30次,渴欲饮水,而水入即吐,汗出,烦躁不宁,胀满跗肿,小便短赤不利,舌干、苔黄厚腻。中医诊断为泄泻。辨证为水湿内蕴。治以利水化湿、兼清里热。方用五苓散加味。

处方:猪苓、茯苓、泽泻各9g,白术、车前子各15g,肉桂、黄连、炒栀子各3g。每日1剂,水煎服。3剂尽,泻止而愈。

按 患儿烦渴吐泻不止,水肿,小便不利,舌干而苔黄腻。此属水湿内停,膀胱积热,三焦火盛,致水湿流注大肠而为暴泻,上泛于胃则呕吐,阻碍膀胱致气化不利则小便不利而水肿。故治以利水化湿、兼清里热,湿热去则泻必止。宜用五苓散淡渗分利,加车前子以助化气利湿消肿,炒栀子通泻三焦之火,配黄连清心除烦,燥胃肠之湿。药证相应,故获良效。

◎案

某,女,60岁,成都市人,退休。因"慢性泄泻"于2011年5月15日初诊。自诉腹中雷鸣,完谷不化,有酸臭味,左侧少腹胀满,但头汗出,畏寒,微发热,易疲倦,听力下降,舌淡,苔腻边有齿痕,脉沉弦弱。有乙肝病史,有声带息肉手术史。中医诊断为泄泻。辨证为脾肾阳虚。治以温补脾肾。方用甘草泻心汤合三仙汤合桂枝汤加减。

处方:炙甘草20g,法半夏15g,黄连3g,干姜10g,党参15g,生姜10g,香附10g,仙鹤草10g,桂枝10g,白芍8g,葛根20g,6剂,每日1剂,水煎服。

二诊:5月22日。自诉服药后泄泻减轻,头汗出减轻,左侧少腹胀满减轻,仍微发热,恶寒,小便不多,不欲饮水,舌淡红,苔白腻,脉洪,关弱。辨证为脾肾阳虚。治以温补脾肾。甘草泻心汤合三仙汤合五苓散合桂枝汤加减。

处方:炙甘草20g,法半夏15g,黄连3g,干姜10g,党参20g,生姜10g,香附10g,仙鹤草10g,桂枝10g,白芍8g,葛根20g,茯苓20g,猪苓10g,生白术20g。7剂,每日1剂,水煎服。

三诊:5月29日。自诉仍腹泻,大便稀,有酸臭味,头汗出减轻,舌淡,苔腻,右脉弦而有力,左脉弱。方用甘草泻心汤合五苓散加减。

处方:炙甘草20g,法半夏15g,黄连3g,干姜10g,党参20g,淫羊藿10g,香附10g,仙鹤草10g,桂枝10g,白芍8g,葛根20g,茯苓20g,车前子10g,炒白术20g,藿香15g。7剂,每日1剂,水煎服。

四诊:6月5日。自诉腹泻好转,仍头汗出,舌淡,苔腻,左脉微弦寸关有力,尺弱,右脉弱。方用甘草泻心汤合五苓散加减。

处方:制附子10g(先煎),炙甘草20g,法半夏15g,黄连3g,干姜10g,党参20g,香附10g,桂枝10g,白芍8g,葛根20g,炒白术20g,薏苡仁20g,豆卷20g,茯苓30g,藿香15g,陈皮10g。7剂,每日1剂,水煎服。

五诊:6月12日。患者自诉腹泻大有好转,仍偶有大便不成形,左少腹胀满,舌淡,苔腻,脉沉弱,关尤甚。辨证为阳虚湿滞。方用甘草泻心汤合五苓散加减。

处方:制附子10g,炙甘草20g,法半夏15g,黄连3g,干姜10g,党参20g,香附10g,桂枝10g,白芍8g,葛根20g,炒白术20g,薏苡仁20g,陈皮10g,厚朴10g。7剂,每日1剂,水煎服。

六诊:自觉腹泻未改善,下肢微肿,仍头汗出,恶风,下肢易挛缩,小腹不适未改善,舌淡,苔腻,左脉沉弱,寸微大,右脉沉微大,关弱。辨证为肾阳虚。方用四逆汤加减。

处方:制附子10g,茯苓20g,干姜15g,炙甘草20g,薤白3g。7剂,每日1

剂,水煎服。

七诊:6月26日。自诉腹泻改善,大便成形,水冲即散,头部仍冷汗出,自觉背心冷,下肢易挛缩,微肿,舌淡,苔腻,左脉弱,寸浮大,右脉弱,关虚大。

处方:制附子10g,茯苓20g,党参15g,干姜15g,炙甘草20g,桂枝15g,白芍10g。7剂,每日1剂,水煎服。

八诊:7月3日。腹泻停,大便成形,仍头汗出,背心冷,小腿拘挛。右脉弱,寸关外偏,左脉关尺弦,寸浮涩。辨证为阳虚。

处方:制附子10g,法半夏15g,茯苓20g,党参15g,干姜15g,炙甘草20g,桂枝15g,白芍10g,细辛5g,艾叶10g。7剂,每日1剂,水煎服。

九诊:诸症皆愈,以真武汤加党参、山药、薏苡仁善后,同时保持心情舒畅,饮食规律,坚持锻炼,随访1个月未复发。

按 本案腹中雷鸣,完谷不化,有酸臭味,疲倦乏力,舌淡,苔腻,边有齿痕,脉沉弦弱,为阳虚。考虑患者久病元气大伤,下焦元气不足,肾失气化,脾阳根于肾阳,肾阳虚,火不生土,致使脾胃之升清降浊功能障碍,不能运化水谷,导致泄泻。正如《素问·阴阳应象大论》曰:"清气在下,则生飧泄;浊气在上,则生䐜胀。"《灵枢·营卫生会》曰:"营出于中焦,卫出于上焦。"肾阳不足,则卫气不足,卫气温煦功能不能发挥,则恶寒;正与邪争则发热。阳虚导致气机运行不利,则腹满;阳气虚,不能与阴相合,浮越于上,故见头汗出。《脾胃论》曰:"九窍不利,肠胃之所生也。胃气一虚,耳目口鼻,俱为之病。"因而可见听力下降。从脏腑辨证来说,辨为脾肾阳虚湿滞。结合成都地区多湿,春夏宜养阳,治以除湿与温阳并行,益火之源以温脾,壮水之主以柔肝,调坎中阴阳以为治。一诊时仿《伤寒论》第158条:"伤寒中风,医反下之,其人下利日数十行,谷不化,腹中雷鸣,心下痞鞭而满,干呕心烦不得安。医见心下痞,谓病不尽,复下之,其痞益甚。此非结热,但以胃中虚,客气上逆,故使鞭也。甘草泻心汤主之。"此方药量不足,需加重补肾力度,合三仙汤以用之,此方乃民间验方,用之能改善阳虚症状。同时仿桂枝汤意调和营卫,针对腹胀,加用香附进一步调畅气机,使全身气机流畅;加葛根升提胃中津液而止利。患者有乙肝病史,《金匮要略·脏腑经络先后病脉证第一》言

"见肝之病,知肝传脾,当先实脾,四季脾旺不受邪,即勿补之"。所以此病必须从中、下焦做文章,即从脾肾做文章,相互生化,相会资助,初诊以中焦为主,下焦为辅出方。二诊、三诊皆从此意,四诊之时,三仙汤补肾之力不足,加一味制附子加强温肾力度,为防过于温燥,加一味薏苡仁除湿健脾益气以佐之。《神农本草经》曰:"薏苡仁,气味甘,微寒,无毒。主筋急拘挛,不可屈伸,久风湿痹,下气。"五诊从四诊之意,继续温阳除湿。六诊之时不再分散药力,集中温阳,一鼓作气,闯关夺将。七诊时大便已然成形,只是结合舌脉,脾胃仍然见虚,加一味党参奠厚中焦,增强气化,同时调和营卫,促进气机流畅。八诊从七诊之意,加强温阳除湿力度,加一味细辛驱除少阴寒气,艾叶温阳,有麻黄细辛附子汤之意。前人有"细辛不过钱"之说。《神农本草经》言:"细辛,气味辛,温,无毒,主咳逆上气,头痛脑痛,百节拘挛,风湿痹痛。"将细辛列为上品,并于开篇指出:"上药一百二十种为君,主养命以应天,无毒,多服久服不伤人。"前贤曰:"有病则病受,无病则体受。"八诊之时用到了十八反的药对,十八反不是绝对的配伍禁忌,在现代已成共识。《伤寒论》第316条:"少阴病,二三日不已,至四五日,腹痛,小便不利,四肢沉重疼痛,自下利者,此为有水气,其人或咳,或小便利,或下利,或呕者,真武汤主之。"从这条看,真武汤针对的主要是阳虚水泛的证治,主症为头晕、心悸、下肢浮肿或痛、下利、舌淡、苔腻、脉沉弱等。此证用之,切合病机,故而见效快矣。慢性泄泻其病机在"湿",病位在"脾",尤以李中梓治泻九法记载最为详尽,备受后世推崇。所谓九法,见于李中梓《医宗必读·泄泻》篇:"治法有九:一曰淡渗……升提……清凉……疏利……甘缓……酸收……燥脾……温肾……固涩。"总结泄泻的治疗,无论寒热,大多系脾的运化功能障碍,致使脾胃升降出入失常,治以苦温燥湿、芳香化湿、淡渗利水药物为主。从整体考虑,主要责之于肺脾肾。因此用药还要考虑宣降肺气、温肾化气等。从此例病案我们应该总结出脾肾的重要性,《老子·六章》曰:"谷神不死,是谓玄牝,玄牝之门,是谓天地之根,绵绵呵,其若存,用之不堇。"《素问·上古天真论》曰:"肾者主水,受五脏六腑之精而藏之。"《素问·六节脏象论》曰:"肾者主蛰,封藏之本。"因此对一些中老年患者要遵循大自然的变化,注意脾肾的保养,同时结合食疗,锻炼以养正气,颐养天年。正如《素问·上古天真论》言:"上古之人,其知道者,法于阴阳,和于术数,食饮有节,起居有常,不忘作劳,故能形与神俱,而尽终其天年,度百岁乃去。"中医理论精深,值得我辈去挖掘。

◎案

某,男,56岁。2009年3月22日初诊。主诉腹泻反复发作已3年,诱发加重7天。3年来大便稀溏,2~4次/天,每饮食生冷或油腻食物即泄泻,或于餐后不久即欲泻,经中西医药治疗,时愈时发,西医曾做详细检查无器质性病变。近一星期以来因饮食不节,腹泻加重。症见:大便稀溏,有时伴有黏液,3~4次/天,饮食生冷或油腻食物即加重,或于餐后不久即欲泻,腹部冰冷感,畏寒肢冷,疲倦乏力,腰腿酸软,夜尿2~3次。舌质淡而胖,苔薄白,脉细弱,左关微弦。中医诊断为泄泻。辨证为脾肾阳虚、湿浊蕴结。治以温补脾肾、祛湿导滞。方用五苓散合附子理中汤加减。

处方:白术、茯苓、党参、干姜各15g,制附子、补骨脂、益智仁、厚朴各9g,肉桂(后下)、泽泻、猪苓、陈皮、炙甘草各6g。3剂,水煎服,每日1剂。

药后症状明显减轻,照上方加减调理1月余而愈,未见复发。

按 本案例反复发作的原因有三:久病缠绵导致脾肾阳虚,命火不足,水谷不化;饮食不节,损伤脾胃,升降失调;久病未愈,患者以为病不可治,焦虑紧张,木郁不达,横逆乘脾,导致本病反复缠绵。针对本病的证候特点,采用五苓散合附子理中汤化裁,一方面祛湿导滞以治其标,另一方面温补脾肾以固其本,但是祛湿利水药不可过重,以免伤正。方中党参、白术、炙甘草、干姜温运脾阳,制附子、补骨脂、益智仁、肉桂补命门火以生脾土,白术、茯苓、泽泻、猪苓健脾渗湿,厚朴、陈皮行气燥湿。用药合理,紧扣病症,故能向愈。现代医学认为消化道功能性或器质性病变所导致的慢性腹泻,都属于本病。而中医学认为主要是胃肠道失调导致久治不愈的泄泻。病因虽有多种,但若失治误治,由实转虚,则出现脾肾两虚或虚实夹杂等症。若大便时溏时泻,水谷不化,稍进油腻食物则加重,脘腹胀满、疲倦乏力者,可用本方加党参、山药、芡实、陈皮健脾益气,祛湿止泻;若泄泻多在清晨之前,形寒肢冷,腰膝酸软者,可用本方加补骨脂、肉豆蔻、干姜、制附子、温肾健脾,固涩止泻;若泄泻因情绪的波动而加重,时常胸胁胀闷,腹痛欲泻,可用本方去桂枝,加白芍、防风、白扁豆、陈皮抑肝扶脾;若腹部冷痛,四肢冰冷,大便稀溏者,可用本方合理中汤加减;若由食滞引起的脘腹胀满,嗳气吞酸,大便稀溏者,可合保和丸消食导滞,和胃止泻。治疗慢性泄泻,用药不必太多,能有效地控制病情即可,以免加重脾胃的负担。

7.肝硬化腹水

肝硬化腹水是肝脏疾病引起肝脏出现反复炎症,肝硬化或者纤维化后低蛋白血症、门脉高压等多种病理因素,导致一些临床症状,如腹腔积液、食管胃底静脉曲张、肝性脑病等并发症现象的疾病。肝硬化腹水是肝脏疾病(如酒精性肝炎、乙型病毒性肝炎、丙型病毒性肝炎等)终末期或者是代偿期最明显的临床表现之一,它的发生率较高,可达到76%以上。一旦出现肝硬化腹水,对患者的生命会造成严重影响,如果不进行及时的治疗,预后不佳。在临床上,肝硬化患者在代偿期最为突出的症状就是腹水。

在中医学上,虽然没有肝腹水的命名,但是根据患者的临床症状和生命体征,将其划分为"鼓胀"的范畴,患者的肝肾脾受损,预后比较差。

◎案

某,女,80岁,虚胖貌,肌肉松弛。2009年6月23日初诊。看上去较年轻,似70余岁。在某县中心医院消化科住院。2006年查出肝硬化腹水,屡发屡治,2个月前又复发,某医院给予利尿等法,治疗半月未见好转,遂转至某县中心医院,仍予利尿剂。查白蛋白低于正常,遂静脉滴注白蛋白3支,并因腹胀而抽水3次(每周1次),腹水呈混浊状。症见:腹部膨隆,较软,无压痛。自述乏力,纳呆,怕冷,不汗出,背部冷感,如有磨盘重压在上,大便正常(1周前经常腹泻),嗜睡,小便畅。抽水前B超检查腹水为4.6cm,舌体胖大,脉虚数,重按无力。双手颤抖不已10余年,曾被诊断为帕金森病。中医诊断为鼓胀。辨证为脾肾阳虚、水湿内停。方用真武汤合五苓散加减。

处方:制附子20g,白芍20g,炒白术20g,茯苓20g,泽泻30g,猪苓20g,桂枝10g,黄芪15g,生姜一大块,木香10g,槟榔20g。5剂,每日1剂,水煎服。并嘱加强营养,适口为度,忌食生冷。

二诊:精神明显好转,食欲大增,乏力好转,能自己上三层楼,手抖如前,怕冷好转,未做其他检查,舌同前,肝掌不明显。上方加麦芽30g,黄芪加至

20g,生姜拇指大 1 块。继服 14 剂。

此后,以真武汤合五苓散加减治疗,前后共一个半月,腹水消失,诸症好转而临床治愈。

按 肝硬化腹水,首诊基本上以真武汤为主方,这种证型最为常见,该患者是比较典型的一例。水为至阴之物,其性最寒,当温之以阳,制附子必用,唯热证除外。不过,是否选用真武汤,还须辨证。患者腹水多年,乏力、怕冷、背部冷感,系阳虚所致。嗜睡,即《伤寒论》少阴病之"但欲寐"。舌体胖大,显示有水湿内停。脉虚数,重按无力,说明是虚证,而非实证。双手颤抖,即与真武汤证之"振振欲擗地"相吻合。所以,以真武汤为主方,同时合以五苓散以利水消肿。因患者食欲不佳,故仅予少量黄芪,以补气利水。配伍木香、槟榔,能够行气以利水,而且槟榔具有利水消肿、消食之功。诸药合用,药到病除。

8. 大肠癌

大肠癌属于中医学"肠覃""锁肛痔""便血""下痢""滞下"等范畴。一般认为本病的发生是由于脾肾不足,或饮食不节,或忧思抑郁,久泻久痢,致使湿热蕴结,下注浸淫肠道,引起局部气血运行不畅,湿毒瘀滞凝结而成肿瘤。

◎案

陈某,男,62 岁。2011 年 4 月 23 日初诊。患者 2011 年 4 月 13 日因"便血 2 个月"于某医院门诊查电子肠镜及病理示:直肠腺癌。查 CT 提示:直肠癌肝、腹腔多发转移。家属及患者不愿进一步治疗,希望予中药保守治疗。症见:神疲乏力,气短懒言,右上腹胀痛,食后尤甚,无腹泻,偶有嗳气泛酸,时有低热,无恶寒寒战,身目轻度黄染,小便量少,大便日解 4~5 次,色黄,质偏稀,无黏液脓血便,夜寐差,双下肢水肿。中医诊断为锁肛痔。辨证为脾虚蕴湿、毒结大肠。治以健脾逐水、解毒抗癌。方用以六君子汤、五苓散合己椒苈黄汤加减。

处方:黄芪15g,党参10g,炒当归10g,生白术20g,防己10g,花椒6g,制大黄3g,泽泻30g,葶苈子15g,厚朴10,乌药10g,郁金15g,茯神20g,猪苓15g,陈皮10g,炙甘草6g。14 剂,每日 1 剂,分 2 次服用。

二诊:患者乏力减轻,身目无明显黄染,小便量增多,腹胀改善,下肢肿胀渐消退。原方花椒减至3g,余不变,嘱继服14剂。

三诊:患者乏力明显改善,双下肢水肿消退,唯夜间汗出明显,原方加煅龙骨15g,煅牡蛎30g,如法续服2周。

四诊:患者汗出症状明显缓解,余症状亦可。原方去花椒、防己、葶苈子,泽泻减至15g,加山茱萸15g,藤梨根20g,半枝莲15g,嘱患者续服中药以资巩固。经治疗8个月来,患者病情平稳,精神好转,情绪稳定,血常规多次复查在正常范围内,肝转移灶经多次腹部超声、CT检查均基本稳定,目前仍在治疗中。

按 脾虚气滞是发病之关键。大肠者,传导之官,变化出焉。大肠的生理功能与脾密切相关,脾以升为健,脾气升清不息,水谷精微得以濡养全身,糟粕方能得以下行。肠腑以通为用则依赖于脾气的推动运化和升清降浊。脾虚失运,水谷精微输布失常,气血生化乏源,脏腑失养,则正气难复;脾虚易痰湿积聚,湿毒内生,久而化热,邪毒湿热蕴结,下注浸淫肠道,局部气血运行不畅,湿毒瘀滞凝结而成肿块。方中以人参、白术、茯苓、甘草平补脾胃之气,半夏、陈皮理气化湿。防己宣透肺气,通调水道,下利水湿,葶苈子泻肺下行,椒目利水逐饮,大黄软坚决壅,逐水从大便而去,并有破血消之效。茯苓、猪苓、泽泻甘淡渗泄水饮,桂枝温阳化气,助膀胱之气腾化,白术健脾培土,土旺而阴水有制。

四、泌尿系统疾病

1. 尿路结石

尿路结石依据其临床症状,属于中医学"淋证""石淋""腰痛"等范畴。淋之名,始见于《黄帝内经》,《素问·六元正纪大论》称本病为"淋""淋闷",淋者,淋漓不尽,如雨淋而下;闷,通秘,不通之意也。指出了淋证为小便淋漓不畅,甚或闭阻不通之意。汉代张仲景在《金匮要略·五脏风寒积聚病脉证并治》中称其为"淋秘",将其病机归为"热在下焦",并在《金匮要略·消渴小便不利淋病脉证并治》中对本病的症状做了描述:"淋之为病,小便如粟状,小腹弦急,痛引脐中。"说明淋证是以小便淋漓不爽,尿道刺痛为主症。石淋是以小便排出砂石为主症,或排尿时突然中断,尿道窘迫疼痛,或腰腹绞痛难忍。

◎案

胡某,女,34岁。2010年8月25日初诊。诉腰部酸胀疼痛月余,8月24日至某医院查泌尿系统彩超示:右肾少量积液,右侧输尿管结石(直径约0.8cm),右侧输尿管上段未见明显扩张。尿常规示:隐血(BLD)(++),红细胞(RBC)14个/Hp。症见:腰部酸胀疼痛,小便频数不利,乏力,纳寐可,舌质淡红,苔白,脉细。中医诊断为淋证。辨证为气化不利、砂石内停、水道受阻。治以化气利水、排石通淋。方用五苓散加减。

处方:茯苓15g,泽泻10g,桂枝8g,炒白术15g,甘草6g,黄芪15g,党参15g,生地黄15g,牡丹皮15g,山药15g,山茱萸12g,金钱草15g,海金沙10g,鸡内金12g,茜草12g,白茅根20g。7剂,每日1剂,水煎分2次服。

二诊:诉服上方7剂后,腰部胀痛减轻,小便通利。上方随症加减,连续服用20剂。

三诊:服上药后,腰痛剧烈,继而排出黄豆及米粒大小结石数块,现诸症减轻,复查B超示:右肾积水消失,输尿管走行区未见强光团。

按 本案患者以经方治疗为主,辨证施治,临床随症加减,常用茯苓、泽泻、滑石等药治疗小便不利;以白芍、甘草等酸甘化阴,缓急止痛;常加金钱草、海金沙、鸡内金及五苓散等方药以加强溶石、化石、排石力量。若年老体虚者,则多加入黄芪、党参及肾气丸等方药以鼓舞肾气,增强膀胱气化功能,促进结石的排出;若结石日久,可能产生黏连者,多加入枳实、厚朴等行气药,以加速结石的排出。

2. 前列腺增生症

良性前列腺增生症是以尿频、夜尿多、进行性排尿困难为主要临床表现的老年男性常见病。

◎案

刘某,男,73岁。2008年7月28日初诊。主诉:尿频、夜尿6~7次。症见:尿频、夜尿多、尿线细、尿滴沥、尿不尽、排尿无力,面白,神疲气怯,腰膝酸冷,阳痿,大便稀溏,舌质淡,水滑苔,脉沉滑。直肠指诊示前列腺Ⅱ度增生,表面光滑无结节,无压痛。B 超提示前列腺大小:5.7cm×5.0cm×4.7cm。患者惧怕手术,求助中医治疗。中医诊断为淋证。辨证为肾气亏虚、气化不及州都、气津运化失常。治以温阳化气、益气行水。方用春泽汤加减。

处方:桂枝 20g,茯苓 15g,猪苓 15g,泽泻 15g,白术 15g,生晒参 15g,黄芪 30g,淫羊藿 30g,当归 15g,浙贝母 15g,苦参 15g。7 剂,每日 1 剂,水煎服。

二诊:药进 7 剂后,患者症状明显改善,夜尿次数减为 2～3 次,排尿较以前明显通畅。效不更方,续进 7 剂。

三诊:上药服 7 剂后,患者自觉排尿恢复正常,白天次数不频,夜尿 1～2 次。

共服 30 余剂,排尿通畅,有晨勃现象。嘱其服用补中益气丸、金匮肾气丸、胎宝胶囊以巩固疗效。

按 良性前列腺增生症是以尿频、夜尿多、进行性排尿困难为主要临床表现的老年男性常见病。肾为水脏,主司二便和调节水液的代谢。只有肾气盛,气化正常,膀胱才能开合有度,小便才能通畅无阻。老年男性常因肾气亏虚,气虚成瘀,膀胱开合失常而导致排尿障碍。肾虚是前列腺发病的基础,血瘀下焦是其基本病理,湿热是致病之标。

◎案

李某,男,84 岁。以"尿不畅 5 年余,尿闭 1 天"就诊。患者反复尿流艰涩不畅,尿意频,尿不尽,夜尿 5～6 次。5 年前 B 超显示:重度前列腺增生。泌尿外科建议手术治疗,鉴于患者同时患有高血压病、高血压性心脏病、慢性左心功能不全、冠状动脉粥样硬化性心脏病、陈旧性心肌梗死、2 型糖尿病、糖尿病肾病、慢性肾功能不全、脑梗死,不具备手术指征,故未行手术治疗。1 天前患者尿闭,点滴不出,小腹胀满拘急,难以忍受,故前来就诊。紧急行导尿术,但因前列腺肥大严重,两次导尿均未成功,遂行膀胱穿刺术,抽出淡黄色尿液约 800ml,患者小腹拘急胀满缓解。患者系老年男性,年老肾虚,膀胱气化失司,开合失常,则发为"癃闭",尿流艰涩不畅,尿意频,夜尿多。水液潴留体内,则小腹胀满拘急。观患者舌体胖大,边有齿痕,舌质偏红,苔黄腻,脉弦。中医诊断为癃闭。辨证为湿热内蕴、痰饮内停。治以清利湿热、行水利湿。方用五苓散加味。

处方:茯苓30g,猪苓30g,泽泻30g,桂枝15g,炒白术15g,茵陈30g,滑石30g,车前草25g。3剂,每日1剂,水煎400ml,分3次服。

二诊:患者服3剂后感尿意频、尿不畅有所好转,于前方中加大茯苓剂量为60g,继服3剂。

三诊:服上药3剂后,尿不尽有所减轻。前方中加熟地黄25g以补肾,加大猪苓、泽泻剂量各为50g,继服7剂。

四诊:上药服7剂后,夜尿有所减轻,2~3次。继服原方7剂,随访3个月未发生尿潴留。

按 五苓散一方,出自张仲景所著《伤寒论》,在传统《方剂学》教材中被归为祛湿剂中利水渗湿的方剂,有利水渗湿,温阳化气,外散表邪的功效。此证病因源于太阳外有表邪,内传太阳之府。方中泽泻甘淡化湿,直达肾与膀胱,茯苓、猪苓利水渗湿,白术健脾而运化水湿,桂枝温通阳气,内助膀胱温阳化气,布津行水,外散太阳未尽之表邪,全方共奏利水渗湿,温阳化气之功,主治太阳伤寒蓄水证及水湿内停之水肿。对于五苓散的认识,多年来伤寒学界及方剂学界一直都受膀胱蓄水说的限制,导致西医甚至部分中医都认为五苓散即是中药利尿剂,更有甚者,部分西医甚至将其与呋塞米等同起来,造成了临床医生乃至学术界对五苓散的误解。

事实上,五苓散在临床中应用甚广,只要辨证准确,既不必论其有无表证,又不必拘泥于膀胱蓄水之一端,但属气化不利,皆可用之。五苓散证的病机实质当是三焦气化不利。《素问·灵兰秘典论》云:"三焦者,决渎之官,水道出焉。"说明三焦是水液运行的道路。人体水液的正常生成、输布、排泄,是胃、肺、脾、肾、三焦、膀胱各司其职、协同作用的结果,而《素问·经脉别论》"通调水道,下输膀胱"虽为肺所主,但亦是三焦的重要功能。三焦水道通利,则水液运行畅通,代谢正常,若三焦气化不利,气不化湿,水液内停,不得下输膀胱,则小便不利,不能布津上乘于口则口干,但体内并无实热耗津,故口虽干但并不多饮或喜热饮,而饮入之水,下无出路,体内失布,反致上逆,故水入即吐。水饮内盛,流动不居,动于下焦则脐下动悸,阻于中焦则心下痞满,逆于胃中则吐涎沫,上凌肺气则短气而咳喘,甚至喘鸣,凌心则心悸、胸闷,不能平卧,上犯清阳则头昏、眩晕,水蒙清窍则耳鸣、耳聋,流注大肠则泄泻,外溢肌肤则水肿。如兼见表证未解,还可见头痛、恶寒、发热、脉浮等症状。因此,五苓散证的病机核心是三焦不能化气布津,病位在三焦,而非仅执于膀胱一端,其病性有水饮停聚局部和水津不布全身两种。五苓散善化气布津,分消三焦水气,使气化得行,水道得通,津液得布,停聚得除,乃是恢复三焦气化的一剂良药,在老年病的应用中十分广泛。我们医者在临床中需辨证准确,适当加减,学习经方,活学活用,使之更好地为临床服务。

3. 二便失调

尿频、便秘属于肾气亏虚,阳气失却温化,气化不及州都,脾失传输,水津代谢紊乱,膀胱气化失职,大肠津液亏乏。

◎案

张某,男,72岁。2007年11月30初诊。主诉:尿频、易便秘10年。症见:尿频、夜尿4次以上,尿等待,尿中断,尿不尽,易便秘,平时疲倦无力,伴有失眠多梦,舌质淡,苔薄白,脉滑细。既往史:1998年4月做前列腺电切术。中医诊断为淋证。辨证为肾气亏虚,气化不及州都,脾失传输津液,大肠津液匮乏。治以温阳化气、行气化水。方用春泽汤加味。

处方:桂枝20g,白术15g,猪苓15g,茯苓15g,泽泻15g,党参30g,黄芪30g,川牛膝15g,覆盆子15g,石菖蒲10g,炒酸枣仁15g。

共服14剂,大便正常,尿频消失,即服用金匮肾气丸巩固。

按 本案尿频、便秘属于肾气亏虚,阳气失却温化,气化不及州都,脾失传输,水津代谢紊乱,膀胱气化失职,大肠津液亏乏。《素问·经脉别论》云:"饮入于胃,游溢精气,上输于脾,脾气散精,上归于肺,通调水道,下输膀胱。水精四布,五经并行,合于四时五脏阴阳,揆度以为常也。"阐明了水液的代谢、贮藏、布用有赖脾之传输、肺之宣降、肾之气化。春泽汤是由五苓散加人参而成。五苓散方义:脾肾功能失调,水湿为患,法当温肾阳以助气化,健脾胃以助输津。故方中用辛温的桂枝直达下焦,温命门之火,恢复肾的气化功能,气化正常,则水精四布,五经并行。白术健脾,有恢复脾胃运化水湿的功能,脾能输津,则渴欲饮水、水入即吐、泄泻等症可愈。津停为湿,又宜淡渗利水,通调水道。故用茯苓、猪苓、泽泻通调三焦,利其水湿。此方既可调理肾脾治其本,又可祛除水湿治其标,合而用之,有运脾除湿、化气行水之功效。人参补气,甘寒滋阴,内具阳性,为生气化水之良品。党参、黄芪既助白术健脾制水,又助桂枝气化。

4.慢性膀胱炎

◎案

廖某,女,61岁。以"反复尿道不适感10余年"就诊。症见:解小便时尿道不适感,有时微感灼热,尿频,尿有余沥,无明显尿急、尿痛。口干、唇干,而不欲饮,体温正常。查血常规正常。尿常规:白细胞(＋),上皮细胞(＋＋＋＋),脓细胞、红细胞均为阴性。尿培养:大肠埃希菌。舌质淡,苔白腻,脉缓。西医诊断为慢性尿路感染,予左氧氟沙星液每次0.2g,每天2次静脉滴注,金钱草颗粒剂口服。用药1周,患者尿道灼热略有减轻,仍感尿道不适,尿频,尿有余沥。复查尿常规:白细胞(＋),上皮细胞(＋＋＋)。尿培养仍查见大肠埃希菌。停药3天后,患者又感症状如初,查尿常规:白细胞(＋),上皮细胞(＋＋＋＋)。中医诊断为淋证。辨证分析为该患者系老年女性,下体不洁,湿热之邪上犯,侵入膀胱,治不及时,久留不去,则解小便时尿道不适感,微感灼热。湿热日久,耗伤正气,正虚邪恋,加之年老久病则肾虚,气不化水,膀胱气化不利,则小便不利而尿频,尿有余沥。水津不得输布,则口干、唇干,水饮停聚则不欲饮。湿热不甚则无明显尿急、尿痛。该患者病程日久,正气亏虚,而邪气不甚,舌质淡、脉缓系阳气亏虚之象,苔白腻系兼有湿浊之证。治以化气行水、清利湿热。方用五苓散加减。

处方:茯苓30g,猪苓30g,泽泻30g,桂枝15g,炒白术15g,滑石30g,薏苡仁30g。3剂,每日1剂,水煎400ml,分3次服。

二诊:患者服药后尿道不适感及尿频、尿有余沥均有所好转,仍感口干,小便时微感灼热。考虑久病湿热伤阴,故于上方加生地黄30g,同时加茯苓、猪苓剂量均为60g,继服4剂。

三诊:服上药4剂后,症状明显缓解,原方继服5剂。

四诊:症状基本消失,复查尿常规:白细胞 3~4 个/高倍视野,上皮细胞
(+ +)。嘱患者注意下身清洁,内裤消毒,行房后排尿,并预防性口服左氧
氟沙星胶囊 0.2g。随访 1 个月,未复发。

5. 尿道窘迫综合征

◎案

王某,女,75 岁。因"尿频、尿急 1 年余"就诊。症见:尿频,尿急,无尿
痛,无滴沥滞涩感,精神紧张时尤甚,咳嗽、喷嚏及运动强度稍大时小便自出,
不能自制,常浸透内裤甚至外裤。舌质淡红,苔薄白,脉弦。患者曾多次到西
医院就诊,反复查尿常规:白细胞 1~8 个/高倍视野浮动,尿培养未查见致病
菌生长,血常规未查见明显异常。西医予左氧氟沙星口服,无明显效果,又先
后予左氧氟沙星、头孢他啶静脉滴注,效果亦不佳,输液期间略有减轻,停药
后又出现加重,终无明显好转。就诊时查尿常规:白细胞 2~3 个/高倍视野。
中医辨证分析为患者系老年女性,年老肾虚,气化失司,加之生活经历坎坷,
长期紧张、焦虑,肝失疏泄,气机不畅,经络受阻,水液不得运行输布,气机下
迫故见尿频、尿急。精神紧张时气机受阻加重,水道不得畅通,故见加重。肺
主通调水道,下输膀胱,咳嗽、喷嚏时肺气闭郁,肺失宣肃,水道不得通调,剧
烈运动则耗气,气耗则膀胱气化愈受影响,故可见尿失禁。患者舌质淡红,苔
薄白为阴阳虚损不甚,脉弦系肝气郁结的表现。中医诊断为淋证。辨证为阳
气不足,水不化下,肝郁脾虚。治以疏肝解郁、行气利水。方用五苓散加味。

处方:茯苓 30g,猪苓 30g,泽泻 30g,桂枝 15g,炒白术 15g,柴胡 20g,升麻
20g。3 剂,每日 1 剂,水煎 400ml,分 3 次服。

二诊:患者服 3 剂后感尿频、尿急有所好转,继用原方加郁金 15g 以行气
活血,继服 5 剂。

三诊:服后上述症状有明显减轻,尿失禁明显好转,咳嗽、喷嚏时仅有点滴
小便自出。复查尿常规:白细胞 0~2 个/高倍视野。随访 2 周未出现反复。

6. 慢性肾功能不全

◎案

赵某,男,60 岁。以"反复双下肢水肿 3 年,加重 1 个月"入院治疗。患

者平时工作繁忙,精神压力大,生活不规律,嗜烟酒,反复双下肢水肿未予重视。退休后水肿加重,伴尿量急剧减少,方才前来就医。症见:双下肢重度凹陷型水肿,尿少,大便稀,每24小时尿量在200ml左右,面部及眼睑浮肿,面色萎黄,精神萎靡不振,贫血貌。舌质淡,有瘀斑,舌下络脉瘀曲,苔白,脉沉迟。BP 200/120mmHg。肾功能:肌酐(Cr)453μmol/L,尿素氮(BUN)36.5mmol/L,尿酸(BUA)812.3μmol/L。西药用降压、利尿、保肾等治疗,同时加用中药。中医辨证分析患者系老年男性,平素劳累过度,劳则耗气伤阳,房劳过度则伤肾精。肾主水,司二便,肾阳亏虚则不得化气行水,水液潴留体内则发为水肿,膀胱开合失司则尿少。舌质淡,苔白,脉沉迟系阳虚的表现。久病入络,水肿日久,脉络壅滞,气血运行不畅,则血络瘀阻,故见舌上瘀斑,舌下络脉瘀曲。瘀血不去,新血不生,故见面色萎黄,精神萎靡。中医诊断为水肿。辨证为阳虚,水不化气。治以活血化瘀、温阳化气利水。方用五苓散加味。

处方:茯苓60g,猪苓60g,泽泻60g,桂枝25g,炒白术30g,丹参30g,益母草25g,黄芪60g,汉防己30g。5剂,每日1剂,水煎400ml,分3次服。

二诊:患者服药后尿量有所增加,每24小时尿量800ml左右,BP降至150/90mmHg,双下肢水肿有所消退,继服原方6剂。

三诊:尿量增至每24小时1 500ml左右,原方加车前子30g,冬瓜皮30g,继服7剂。

四诊:每24小时尿量达1 800ml,双下肢水肿明显减轻。于原方中加茯苓、猪苓、泽泻、黄芪剂量均为80g,增大桂枝剂量为35g,继服7剂。

五诊:每24小时尿量2 000ml,面部及双下肢水肿进一步消退,BP稳定在145/90mmHg左右。复查肾功能:肌酐250.3μmol/L,尿素氮20.5mmol/L,尿酸612.3μmol/L。

7.急慢性前列腺炎

◎案

叶某,男,42岁,工人。2011年6月22日初诊。患者尿频、余沥不尽1年余。曾经多家医院检查,诊断为慢性非细菌性前列腺炎。经西医治疗,疗效不满意,故慕名而求诊于冯世纶老中医(冯老)。症见:尿频,白天10余次,夜间 1～2 次,伴有余沥不尽,口干,汗出,大便 2 日 1 行,皮肤有小疹。舌淡,苔白,脉细。中医诊断为淋证。辨证为太阳、太阴、阳明合病。治以解表化饮、利湿清热排脓。方用五苓散合赤小豆当归散加减。

处方:桂枝、苍术、泽泻、猪苓、当归各 10g,茯苓 12g,赤小豆 15g。7 剂,水煎温服,每日 2 次。禁酒,忌辛辣刺激之品。

二诊:7 月 2 日。服上药后,尿频明显减少,白天小便 6～7 次,偶有夜尿,余沥不尽尚有,大便偏溏,口中和,汗出怕风,身痒起小疹伴有刺痛,会阴偶有刺痛。舌淡,苔白,脉细。辨证为太阳、太阴合病,系营卫不和、湿毒瘀阻。方用桂枝汤合赤小豆当归散加减。

处方:桂枝、白芍、荆芥、防风、当归、血余炭各 10g,白蒺藜、赤小豆各 15g,蛇蜕 5g,炙甘草 6g。7 剂。

三诊:7 月 11 日。尿频已除,余沥减轻,余症消失。上方加薏苡仁 30g,续服 7 剂而痊愈。

〔按〕 慢性非细菌性前列腺炎属中医学"精浊"范畴。冯老治疗本病,先辨八纲、六经,再辨方证。本案患者初诊症状为尿频、余沥不尽、口干、汗出、皮疹,舌淡,苔白,脉细。辨六经属太阳、太阴、阳明合病,辨方证属五苓散合赤小豆当归散证,故立解表化饮、利湿清热排脓为法,予五苓散合赤小豆当归散而取效。冯老将五苓散方证归入太阳、太阴、阳明合病中,指出本方证的辨证要点为:太阳表虚证兼见心下停饮、小便不利、口干等。临证凡见汗出、口干、尿频或尿不利者,当属外邪里饮之太阳、太阴、阳明合病,为五苓散证。本方集猪苓、茯苓、泽泻、白术(苍术)等药,重在逐内饮;桂枝降气冲以解外,诸药配伍,解表利水,故治外邪内饮化热,脉浮,气冲水逆,渴而小便不利者。赤小豆当归散方见于《金匮要略·百合狐惑阴阳毒病脉证并治》,其曰:"病者脉数,无热,微烦,默默但欲卧,汗出,初得之三四日,目赤如鸠眼;七八日,目四眦黑。若能食者,脓已成也,赤小豆当归散主之。"《金匮要略·惊悸吐衄下血胸满瘀血病脉证并治》曰:"下血,先血后便,此近血也,赤小豆当归散主之。"方中赤小豆利湿排痈肿脓血,当归养正祛瘀。

急性前列腺炎,中医称为"悬痈",慢性前列腺炎也可当"痈"治疗,况本案尚有皮疹,也属"疮疡"范畴。赤小豆汤为冯老临证常用方,取其利湿活血之功,与五苓散合用,解表化饮、利湿排脓,方证相对,故复诊即见尿频明显减少,且见口中和、汗出怕风、会阴偶有刺痛等,证转为营卫不和、湿毒瘀阻,故取桂枝汤合赤小豆当归散加减,乃方随证变,随证治之。可见,经方辨治,并非"效不更方",而是"随证治之",充分体现了辨证论治、方证对应的理论。

五、内分泌系统疾病

1. 汗证

出汗是人体调节体内阴阳的一种生理功能。汗液由营阴之气所化生,受卫阳之气开合调控,所谓"阴在内,阳之守也"(《素问·阴阳应象大论》),"阳加于阴谓之汗"(《素问·阴阳别论》)。营卫和谐,阴阳调和,则汗出正常。反之,阴阳不调,营卫不和,则汗出异常,是为汗证。

◎案

王某,女,53岁。2005年8月29日初诊。因产后受风,病汗出如洗已逾24年。汗出冷,以背部为主,汗不出则身不舒爽,恶风,夜寐欠安,小便尚调,舌淡略暗胖,苔薄黄润,脉缓。前医处柴胡桂枝汤数剂服之未效。中医辨证为膀胱气化不利、营卫不和、卫表不固。治以通阳化气、健脾利水、益气固表。方用五苓散合玉屏风散加减。

处方:桂枝10g,白术10g,茯苓15g,泽泻10g,猪苓10g,黄芪15g,防风6g。7剂,每日1剂,水煎服。

二诊:服药3剂,小便开始增多,汗出减少,7剂服完,汗出大减。继用原方7剂,以资巩固。

按 本案患者汗出特甚,中西医多方治疗,包括调和营卫、三焦的柴胡桂枝汤均罔效。患者口不渴,明显无小便短少不利;苔黄,并非典型的膀胱气化不利、水饮内停证。陈瑞春教授(后称"陈师")根据其舌胖苔润,常法治疗不效,以及以往用五苓散治疗汗证的临床经验,断为五苓散证。处方毕,陈师即语知吾等门人,此为水不化气,气津不布,尿少而汗多,清气不升,浊阴不降。服药当小便利而汗止。药后果如其言。还曾治疗一例女性患者,盗汗,怕冷,伴小便不利,服用五苓散后,小便通利,盗汗、畏寒好转。

　　临床上汗证的病机多为内热炽盛、阴虚内热、营卫不和、气虚不固、阳虚不摄等，此其常也。陈师认为，膀胱的气化功能与汗出亦有密切关系。《灵枢·本脏》云："三焦、膀胱者，腠理毫毛其应。"意为腠理毫毛是三焦、膀胱生理功能正常与否的外在反映。就膀胱而言，其属太阳，为太阳之腑，位居下焦，与少阴肾相表里，主司气化，以化生"太阳阳气"，又称太阳经气。太阳阳气通过足太阳膀胱经（包括三焦）输布于体表，以"温分肉，充皮肤，肥腠理，司开合"（《灵枢·本脏》），故曰太阳主一身之表，统摄营卫，抗御病邪侵袭，为六经藩篱。太阳膀胱经腑相连，太阳经气调和，则太阳腑气通畅。《素问·灵兰秘典论》曰："膀胱者，州都之官，津液藏焉，气化则能出矣。"膀胱的气化功能既可排泄尿液，还能化生津液，并使之输布上承以滋养机体，此所谓"水精四布"（《素问·经脉别论》）。反之，太阳腑气通畅，则太阳经气调和，体表腠理毫毛开合有度，营卫调和，汗出正常。外感寒邪，干犯太阳，邪气循经入腑，阻遏太阳膀胱腑之阳气；或肾阳素亏，膀胱失煦，寒邪凝聚。膀胱气化失司，小便无以通利，水饮内停；津液无以化生，津不上承；太阳腑气不利，则太阳经气运行受阻，腠理毫毛开合失常，营卫不和，卫阳失却外固，营阴不能内守，则见汗出失度。寒为阴邪，羁留时日，可克伐太阳阳气。太阳经气不利复不足，卫外不固，又易外受寒邪；水饮亦为阴寒病理产物，留蓄下焦，又进一步阻碍、损伤膀胱阳气，加重气化失常。如此形成恶性循环，常使汗证缠绵难愈。陈师认为，膀胱气化不利所致的汗证虽非常见证型，但也并非偶见。临证应紧扣膀胱气化不利的病机，抓住与之相关的症状进行辨证。水饮内停，故见小便不利、小便少；气不化津，津不上承，则口渴。陈师经验，此等患者或渴不喜饮，或饮水不多，也可消渴引饮，但必喜热饮。太阳阳气无以"温分肉"，则怕冷，患者往往越出汗越身冷。陈师认为，汗出可是自汗，亦可为盗汗，甚至漏汗。不拘其汗出形式，重在四诊合参，综合分析，不可落入盗汗必阴虚，自汗、漏汗为阳虚的俗套。

　　水饮为患，脉多弦、滑，或弦滑。舌象是辨证之眼目，患者多舌质淡、淡红，舌体胖大，边有齿痕，舌苔白，润泽有津，甚则伸舌滴水；也可因津不上承，舌失滋润而舌干、少津，但舌质必不红，苔白。部分患者也可见到舌苔黄，只要身无其他热象体征，苔黄而润泽有津，舌不红，或稍红，则未必就是有热，可以是水气阻滞，阳气郁遏；或是阳郁有化热的趋势。陈师治疗膀胱气化不利汗证,针对病机通阳化气利水,以五苓散为主,往往不行加减,直取原方。方用桂枝温通膀胱阳气,膀胱腑气调畅,则太阳经气得以运行,温煦腠理毫毛,营卫调和,汗出自已,此所谓"见汗休止汗",治病必求于本也。阳气振则气化利,膀胱腑气化复常,小便通利,水饮得去,正合仲景"病痰饮者,当以温药和之"之意。若阳气亏虚者,陈师常以肉桂易桂枝温补阳气或据情桂枝、肉桂并用,温通与温补并举。白术健脾崇土,以固堤防;茯苓、泽泻、猪苓淡渗利水,予水饮以出路。药后往往小便增多的同时,汗出减少。汗出身冷多因阳伤气耗之故,常加玉屏风散补气固表。不论是从《伤寒论》,还是《金匮要略》来看,五苓散的主症都是小便不利、消渴、烦渴,也可伴有微热、心下痞、饮水即吐(水逆)、脐下悸、癫眩,甚至下利(《伤寒论》第159条),均未见到汗出。但对于汗证的患者,只要其病机符合膀胱气化不利,太阳经气输布失常,同时伴有水津不化的小便不利、口渴,即可使用五苓散进行治疗。由此充分体现了陈师对经方的灵活运用。对于饮阻阳气,阳郁微热,舌苔黄润,不必加用清热之品,但得膀胱气化,水饮渗利,阳气运转,郁热自散。寒必害阳,苦寒药反影响温热阳药化气行水。仲景治水气病多不用寒凉,即使方中有凉药,也往往去之不用。如小柴胡汤证或然证之一,三焦决渎失常,水饮内蓄,伴见心下悸,小便不利,仲景于小柴胡汤中去苦寒之黄芩,加淡渗通利的茯苓,即是其例。五苓散临床使用的剂型,今人多以汤剂取代散剂。陈师认为散剂利水作用显著强于汤剂,且用白饮(米汤)和服,助养胃气,可加强五苓散利水之功。

2.口渴

口渴是指口干想喝水。口渴的原因很多,如果说中枢系统出了问题,老会觉得渴,实际上不缺水,也没有出现口干的现象,但是中枢神经反映出来就是口渴要喝水。属于中医学"消渴"范畴。

◎案

孙某,女,20岁。2012年3月29日初诊。口渴半年余,形体中等,面白。半年前因失水而口渴,自此之后,口渴饮多,尿多而清长,咽不干,下肢不肿,大便正常,无尿路刺激征,纳眠均可,梦多,有时头晕,因曾患中耳炎而常有耳鸣,易于汗出,不恶风,偶尔心慌,舌淡红,舌体不胖大,脉可有力。中医诊断为消渴。辨证为水饮内停。治以化气行水。方用五苓散加减。

处方:茯苓 27g,猪苓 27g,白术 27g,桂枝 18g,泽泻 45g,滑石 15g。共为细末,每日 3 次,温水冲服,4 天内服完,药后取汗。

二诊:4 月 2 日。口渴好转,耳鸣无改善,嘱上方 2 剂再服 8 天。

三诊:4 月 9 日。服药后口渴几乎痊愈,但耳鸣无改善。

按 患者以口渴而来诊,口渴多见于阴虚、热盛,而水湿内阻者也不少见。该患者症状突出,易汗出,偶尔心慌,这是桂枝的应用指征,主诉是口渴,同时伴尿多而清长,当属水饮内阻为患,故予五苓散原方。加滑石的作用是为了增强五苓散的利湿作用。不加滑石,该患者单服五苓散也许能治愈。应用滑石的指征是小便黄,而该患者小便清长。由于患者饮多,小便清长当与多饮有关,所以,以小便清长来证明没有热象,是不妥的。该患者水湿内阻证除口渴、饮多外,其他的症状都不明显,如果患者同时伴有下肢水肿、带下量多、舌胖大、边有齿痕等,五苓散的使用指征就更加明确。

3.盗汗

盗汗是中医的一个病名,是以入睡后汗出异常,以醒后汗泄即止为特征。

◎案

某,男,25 岁,教师。盗汗 2 年。症见:面白,疲倦乏力,食欲欠佳,舌淡,苔白,脉濡滑,既往曾完善相关检查,未发现器质性病变,曾服中药治疗,效果不佳。中医诊断为盗汗。辨证为湿阻阳虚。治以化湿运中。方用五苓散加减。

处方:泽泻 18g,茯苓 12g,猪苓、桂枝各 10g,白术、白芍各 10g。5 剂,每日 1 剂,水煎 300ml,分 3 次服,5 剂而愈。

按 本案患者辨证属于湿阻阳虚,用化湿运中法治之,五苓散除邪祛湿,使中焦运化功能正常,同时增强膀胱气化功能以利小便,使水液为溲而不为汗,体内水液代谢循常道而出,不外泄肌表;加白芍配伍桂枝辛甘化阳,调和营卫助敛汗。

4.水肿

水肿是由于多种原因导致体内水液潴留,泛滥肌肤,引起以眼睑、头面、四肢、腹部甚至全身浮肿为主要临床特征的一类病证。由于致病因素及体质差异,水肿的病理属性有阴水、阳水之分。阳水属实,多由外感风邪、疮毒、水湿而成;阴水属虚或虚实夹杂,多由饮食劳倦、禀赋不足、久病体虚所致。张景岳《景岳全书·杂症谟》记载:"凡水肿等证,乃脾、肺、肾三脏相干之病。盖水为至阴,故其本在肾;水化于气,故其标在肺;水惟畏土,故其制在脾。"又曰"阴中无阳,则气不能化,所以水道不通,溢而为肿"。故调理肺、脾、肾三脏功能,化气利水是治疗阴水水肿的重要治则。老年人脏气虚衰,正气不足,是阴水水肿的多发群体。

◎案

秦某,女,67岁。2014年9月19日初诊。主诉:尿频、尿少、尿痛1周余,发热伴呕吐1天。病史:患者于1周前无明显诱因出现尿频尿少尿痛,小便淋漓,尿量减少,口干多饮,胃纳差,时有恶心欲吐感,遂往门诊就诊,门诊医师查尿常规:尿胆原(+),胆红素(+),隐血(+++),蛋白质(+),白细胞(+++),考虑尿路感染,予左氧氟沙星口服抗感染及清热利湿中药治疗,服药后尿频、尿急症状减轻,仍小便不利,且口干渴益甚,饮水较前增多。9月19日上午开始出现恶寒发热即前来就诊。症见:尿频、尿少、尿痛,伴恶寒发热,最高体温达38℃,多次呕吐,双下肢中度浮肿,颜面及上肢轻度浮肿,脉沉,舌红,苔少。查下肢血管及心脏、肾脏彩超,血液生化未见明显异常。西医诊断为特发性水肿。中医诊断为水肿。辨证为阴水。治以温阳利水。方用五苓散。

处方:桂枝15g,茯苓20g,猪苓20g,泽泻20g,白术15g。共3剂,水煎250ml,分2次温服,多饮暖水。

二诊:服药1剂即小便量明显增多,呕吐止,水肿渐消,颜面、上肢皮肤皱陷,下肢浮肿较前减轻,发热仅于午后,口渴减轻。2剂后小便量仍多,下肢浮肿减半,无发热,仍口渴。3剂后小便量仍多,下肢水肿已消除,口渴明显改善,但仍有口渴。原方再予2剂,服后诸症消除,随访半年无复发。

按 本案中患者为典型的阴水水肿,缘其年老阳气虚衰,气化不利加之尿路感染而致尿频、尿少、尿痛及口干多饮。前医以抗感染、清热利湿治之,尿频尿急得缓解,但苦寒之药伤及已虚之阳,气不化水,故小便不利加重而口干益甚。肺卫不足,不耐风寒而恶寒发热,饮水不化,小便不利,水饮内盛,上逆则呕吐,泛于肌肤则见全身浮肿,脉沉为阳虚之征。而西医学的相关检查未见明显异常,诊断为特发性水肿。特发性水肿是临床常见病、多发病,病因至今不清,但从病理生理角度上说是水盐代谢紊乱,细胞外液在皮下异常增多而致,其病症属于中医学"水肿"范畴,其本质不外乎脾肾功能衰弱,肾气虚衰,气化不利,膀胱开合失调所致,恰与本案相符。

关于水肿,《素问·汤液醪醴论》提出:"平治于权衡,去菀陈莝……开鬼门,洁净府。"治疗水肿的治则,张仲景《金匮要略·水气病脉证并治》提出"腰以下肿,当利小便,腰以上肿,当发汗乃愈"的治法。五苓散兼发汗、利小便双功,恰恰与之相符。该案中,患者水肿的关键在于小便不利,水饮无出路。病机为下焦膀胱气化不利,水蓄下焦。治疗以化气利水,兼调理肺、脾、肾三脏功能为法。方中泽泻利水渗湿为君,臣以茯苓、猪苓助君药利水渗湿,肾主水,水湿去有利于肾阳恢复,且桂枝温阳化气以助肾阳化气利水,水湿去、气化利,使虚惫之肾阳有恢复之机。佐以白术补气以运化水湿,合茯苓既可彰健脾制水之效,又可奏输津四布之功,津液上承口渴解以杜饮水加重蓄水之虞,脾气得健,则水湿生化无源。《素问·灵兰秘典论》谓:"膀胱者,州都之官,津液藏焉,气化则能出矣。"故又佐以桂枝温阳化气以助利水而肾阳得温,并可辛温发散以祛表邪,表邪除肺气不受束得以宣发,使肺气得以恢复通调水道的功能。全方化气利水,并能兼顾肾阳温化、脾气运化散精、肺通调水道功能,气化恢复,小便得出,水肿自除,诸症自愈。

5. 骨关节炎

骨关节炎系由于老年或其他原因如创伤、关节的先天性异常、关节畸形等引起关节软骨的非炎症性退行性病变及关节边缘骨赘形成,临床可产生关节疼痛、活动受限和关节畸形等症状。属于中医学"痹证"范畴。

◎案

魏某,女,72岁,退休。2011年3月初诊。近5年来,患者出现渐进性双侧膝关节肿痛,开始下楼及做下蹲等关节疼痛明显,后病情逐渐发展至行走困难。曾赴某医院就诊,查血沉(ESR)31mm/h,C-反应蛋白(CRP)19.8mg/L,类风湿因子(RF)(-),抗环瓜氨酸肽抗体(抗CCP)(-),膝关节X线光片示:双膝关节退行性变。膝关节MR示:双膝关节退变伴右侧膝关节中等量积液。某医院诊断为骨关节炎,予非甾体类消炎镇痛药物和盐酸软骨素等治疗后,症情仍无明显缓解,辗转前来就诊。症见:患者双膝关节肿痛,皮色不变,肤温升高,行走困难,四肢欠温,畏风,小便频数,每次量少欠利,大便可。舌质淡红,边有齿痕,苔薄腻。脉细小滑。中医辨证为肾阳不足,温煦蒸腾无力,气不化津,又兼感受风寒湿外邪,寒湿痹阻筋脉关节。治以温阳化气、活血通络、化气行水。方用五苓散加减。

处方:桂枝6g,炒白术15g,砂仁3g,猪苓、茯苓各15g,泽泻30g,川牛膝12g,细辛6g,生蒲黄15g,三七粉2g(分吞),葛根30g。7剂,每日1剂,水煎服。

二诊:服药后关节肿胀好转,仍有隐痛,小便渐利,脉细。上方加生黄芪10g,防风9g以益气固表。前后治疗2个月,诸症缓解,复查ESR 18mm/h,CRP 2.4mg/L,膝关节MR示:右膝关节积液消失。

按 五苓散在《伤寒论》中用来治疗太阳表邪未解,内传太阳之腑,以致膀胱气化不利,遂成太阳经腑同病之蓄水证。方中重用泽泻,取其甘淡性寒,直达膀胱,利水渗湿;以茯苓、猪苓之淡渗利湿,导水下行而增强利水化饮之功;炒白术苦温燥湿利水,健脾益气,转输脾气以行水生津;桂枝辛温,通阳化气,解肌祛风,既能温化膀胱而行水,又能解肌表之邪。诸药散服,多饮暖水以助药力,意在发汗以利小便,使外窍通则下窍利。五药合方,则水行气化,表解脾健,而蓄水留饮诸疾自除。五苓散是两解之法,既发汗又利小便,使外窍利而下窍通。但是在临床上如果没有表证,只是小便不利的蓄水之证,五苓散也可用,因此,不要被表证所局限。苓者,令也,能行肺,利三焦,以至于膀胱,"肺者相傅之官,治节出焉"(《素问·灵兰秘典》),也就是所谓的五苓散者,通行津液克伐水邪,以行治节之令也。大而言之,就是能调节人身上的阴阳气水。《灵枢·本输》曰:"少阴属肾,肾上连肺"少阳就是手少阳三焦,"饮入于胃,游溢精气,上输于脾,脾气散精,上归于肺,通调水道"(《素问·经脉别论》),水道就是三焦。水和气是阴阳平衡的物质基础。五苓散利小便,实际上就是利三焦,也是利肺气。因此,也不要被膀胱所局限。

6. 痛风性关节炎

痛风性关节炎患者多为急性发病,早期表现为第 1 跖趾关节红肿热痛,随着病情的发展可以出现高尿酸血症、痛风石沉积等;有些患者痛风导致关节炎反复发作、关节畸形、尿酸性肾结石等,严重影响患者的生活质量。

◎案

李某,男,58 岁,退休。2010 年 12 月初诊。患者既往有痛风性关节炎病史近 6 年,每年发作 1~2 次,近 1 年来发作逐渐频繁,主要涉及双侧跖趾关节、膝、踝关节和双侧足背。曾多次赴医院就诊,查肾功能示:Cr 138μmol/L,BUN 12.1mmol/L,BUA 516μmol/L;双肾 B 超示:左肾结石伴左侧肾盂少量积水。予口服秋水仙碱、别嘌呤醇、碳酸氢钠片等治疗,关节肿痛仍反复发作,遂赴医院求诊。既往有高血压病史,常服降压药,血压控制可。症见:患者双侧跖趾关节、踝及足背关节肿痛,皮色稍红,肤温增高,口干,夜尿较多,小便欠利,大便偏溏,背微恶寒,舌淡胖,苔白腻,脉细。中医诊断为痹证。辨证为脾肾两虚,肾阳渐亏,膀胱气化失司,小便不利,不能推动脾胃运化,湿邪内蕴,加之患者嗜食膏粱厚味,更加重了痰湿内阻筋络关节,部分化热。治以健脾助运、清热化湿。方用五苓散加减。

处方:桂枝 9g,川牛膝 15g,炒白术 15g,猪苓、茯苓各 12g,泽泻 30g,乌药 9g,砂仁 3g,半夏 9g,生薏苡仁 30g,滑石 6g。7 剂,每日 1 剂,水煎服。同时嘱禁食酒类、荤汤、动物内脏及油腻、生冷之品。

二诊:关节肿痛明显好转,还有轻度肿胀,小便渐利,大便仍不成形。舌苔转为薄白腻,舌两侧可及少量瘀斑。考虑加重补益脾肾,佐以活血化瘀。

处方:上方去滑石,加山药 15g,三七粉 2g(分吞),7 剂。

后以此为基本方继续调理 2 个月,患者关节症状消失且未复发,小便畅,大便日行 1 次,质成形。复查肾功能示:Cr 92μmol/L,BUN 5.8mmol/L,BUA 418μmol/L。复查双肾 B 超显示:左肾结石,肾盂积水消失。嘱继续加强饮食控制,同时适当锻炼。秋冬季节可服用金匮肾气丸温补肾阳。

7. 干燥综合征

干燥综合征是一种侵犯外分泌腺体尤以侵犯唾液腺和泪腺为主的慢性

自身免疫性疾病。主要表现为口、眼干燥,也可有多器官、多系统损害。受累器官中有大量淋巴细胞浸润,血清中多种自身抗体阳性。本综合征也称为自身免疫性外分泌腺病、斯约格伦综合征、口眼干燥关节炎综合征。常与其他风湿病或自身免疫性疾病重叠。属中医学"燥证"范畴,本病的病机关键在于"阴虚",轻则肺胃阴伤,重则肝肾阴亏。多因素体阴虚或感染邪毒而致津液生化不足,阴血亏虚,津液枯涸,致使清窍、关节、经络失于濡养。本病主要与肺、胃、肝、肾阴虚有关,病程日久,五脏皆可发病。

◎案

胡某,女,69岁,退休。2010年10月初诊。因"反复口干、眼干3年余,加重半年"就诊。患者2007年春节后,无明显诱因下出现口干、双目干涩,曾赴某医院中药调理,症情仍时作时休。近半年来,上述症状加重,外院查ESR 54mm/h,ANA(+),SSA(+),SSB弱(+),眼科泪腺分泌检查示干眼症,某医院诊断为干燥综合征,予强的松10mg口服,加羟基氯喹0.1g,每日1次口服。经以上治疗后症情无明显缓解,自行停服强的松,仅服用羟基氯喹0.1g,每日1次,前来医院就诊。症见:口干,难以吞服干粮,多饮,双目干涩,畏寒,尤其畏风,小便短少欠利,大便有时不成形。舌质淡红,苔薄根部白腻,脉细,左脉关前小弦。中医辨证为肝肾不足,肾阳偏虚,温煦气化无力,水液代谢紊乱,津不上乘,膀胱气化异常,肝肾同源,肝木失于肾水濡养,肝经气血亏虚,不能荣养双目。中医诊断为口干,眼干。辨证为肾阳虚损,水不化气。治以化气行水,兼以柔肝、养肝。方用五苓散加减。

处方:柴胡9g,生麦芽9g,炒白芍10g,桂枝6g,川牛膝12g,炒白术12g,猪苓12g,茯苓12g,泽泻15g,防风9g,砂仁3g,当归9g。7剂,每日1剂,水煎服。同时仍服用羟基氯喹0.1g,每日1次。

二诊:口干比前好转,仍有眼干,小便量增多,大便不成形。

处方:上方加山药15g以补益脾肾;加山茱萸12g以调养肝肾;加生蒲黄15g以行气活血,继服14剂。

后以此为原则微调3个月,患者口干基本消失,偶有眼干,畏寒好转,小便畅,大便正常。复查ESR 12mm/h,症情缓解,停用西药,服用六味地黄丸善后。

8.糖尿病

糖尿病是一种由于胰岛素分泌缺陷或胰岛素作用障碍所致的以高血糖为特征的代谢性疾病。属于中医学"消渴"范畴。消渴泛指以多饮、多食、多尿、形体消瘦,或尿有甜味为特征的疾病。本病在《素问·通评虚实论》《灵枢·五变》中称为"消瘅"。

◎案

李某,男,45岁。2008年10月初诊。症见:脘腹胀满,头身困重,形体肥胖,小便黄赤,大便黏腻不爽,口干口苦,舌红苔腻,脉滑数。检查:糖耐量减低。查空腹血糖波动在8～9mmol/L。患者因要求中医治疗,暂不予以降糖药物。中医诊断为消渴。辨证为湿聚生痰,湿热内蕴。治以清热利湿健脾。方用茵陈五苓散加减。

处方:茵陈30g,泽泻15g,猪苓15g,白术10g,桂枝6g,法半夏15g,陈皮10g,虎杖10g,黄芩10g,车前子15g。

服用7剂后,患者症状明显好转,无大便黏腻,口干口苦好转,前方去虎杖、黄芩,15剂后诸症基本消失。续以上方加工成丸治疗2个月,空腹血糖波动在7～8mmol/L,餐后血糖波动在9.0～9.5mmol/L。嘱其定期复诊,检测血糖及糖化血红蛋白。

按 茵陈五苓散系仲景治黄疸(湿重于热型)的经典名方:"黄疸病,茵陈五苓散主之。"(《金匮要略》)通过多年的临床观察,湿热内蕴型多见于糖尿病最早期,而阴虚燥热不是此期基本病机,这与古人对早期糖尿病认识存在偏差有关,古人是在临床上有明显的"三多一少"症状时对消渴进行认识和诊断的。此类型部分患者需通过口服葡萄糖耐量试验(OGTT)才能确诊,而且绝大部分患者形体肥胖(BMI在28以上),无明显"三多一少"表现,目前对此相关研究甚少。此类型患者在广东地区非常常见,究其原因:一是与广东地区湿热的气候有关;二是近年来,随着物质生活的高度富裕,高脂高能量膳食的增多,粗纤维食品的减少;三是交通便利及生活节奏变快后运动的减少。环境因素在2型糖尿病的发病中起着重要作用,这也是糖尿病患病率不断上升的原因。消渴病与湿热的关系密切,湿热证又与肥胖密切相关,而肥人多痰湿,此类患者常合并有代谢综合征(metabolic syndrome,MS)。

MS是多种代谢成分异常聚集的病理状态,是一组复杂的代谢紊乱综合征,是导致糖尿病(DM)、心脑血管疾病(CVD)的危险因素,其集簇发生可能与胰岛素抵抗(IR)有关,目前已成为心内科和糖尿病(DM)医师共同关注的热点,主要表现为中心性肥胖、高血压、血脂紊乱、糖尿病或糖调节受损等多种代谢异常并存。中医学认为,高脂血症主要由于过食肥甘或长期饮酒,导致湿困脾阳,使脾失运化,聚湿生痰,流聚于血脉所致,其证候多包括眩晕、疲乏无力、纳呆、胸胁苦满等症,因此痰瘀痹阻、脏腑功能失调是其基本病机;而MS病因为过食肥甘厚味,素体肥胖,少动或情志失调,病位在肝脾。肝失疏泄,脾失健运,脾不能为胃行其津液,脾不散精,物不归正化则为痰、为湿、为浊,郁热、痰浊、瘀血内蕴是其核心病机。清热利湿健脾是其主要治法。

　　针对早期糖尿病偏肥胖患者的中医病机,茵陈五苓散有其独特的疗效。茵陈五苓散由茵陈、猪苓、泽泻、白术、茯苓、桂枝组成。其组方特点主要是清热利湿为主,温化为辅。其中茵陈为清利湿热主药,用量为五苓散的两倍,配合泽泻、猪苓、茯苓利水湿,白术甘温健脾燥湿,桂枝辛温通阳、化气行水,其主要功效为清热利湿健脾。现代药理学研究亦证实,茵陈、泽泻可以抑制外源性脂肪的吸收及内源性脂肪的合成,从而改善肝内脂肪代谢的作用。当代临床研究表明清热利湿法治疗湿热型消渴病有较好的临床疗效。在茵陈五苓散治疗早期2型糖尿病患者的研究中证实能降低血脂,降低血清炎症指标,改善胰岛素抵抗,降低血糖,是湿热内蕴证患者的代表方之一。临床上可根据患者的兼症而随症加减,如食欲不振者加山楂15g,鸡内金15g;夹瘀者加生蒲黄10g,丹参15g;便秘者加大黄10g(后下),厚朴15g;湿聚困脾者加苍术15g,陈皮10g等。总之,结合现代医学技术的研究成果,应运用传统的辨证理论,系统动态地把握DM的发展进程,灵活运用茵陈五苓散加减,临床依据寒、热、虚、实,而加减运用,辨证施治,使湿热去,脾气健,胃气和,肝气舒,湿热之邪无滋生之处,则诸症自除,从而发挥中医药的优势。

第二节　骨科疾病

1. 腰椎管狭窄症

腰椎管狭窄症是指腰椎的管腔,包括主椎管(中央椎管)、侧椎管(神经根管)因某些原因发生骨性或纤维结构异常,导致一个节段或多个节段的一处或多处管腔变窄,卡压了马尾神经或神经根而产生的临床综合征。患者主观症状重而客观体征少,典型症状是间歇性跛行。患者出现症状后大多数呈缓慢进展,保守治疗难度高、效果差,多数患者最终选择手术减压内固定方法获得比较稳定满意的疗效。

◎案

韩某,男,68 岁。间歇性跛行近 20 年,伴左下肢放射痛。检查 CT 示:$L_{4\sim5}$ 椎间盘突出,$L_5 \sim S_1$ 左侧侧隐窝狭窄。无汗,脉浮,舌淡苔薄白。中医诊断为下肢痛。辨证为风寒稽留太阳,循经入腑,经腑合病。治以疏散风寒、利水。方用麻黄汤合五苓散加减。

处方:麻黄 5g,桂枝 5g,杏仁 10g,甘草 10g,猪苓 20g,茯苓 20g,泽泻 15g,白术 20g,大枣 10 枚,生姜 3 片。

服用月余,症状全消而愈,随访至今未复发。

按 《伤寒论》:"太阳病……身疼,腰痛,骨节疼痛,恶风,无汗而喘者,麻黄汤主之。""脉浮者,病在表,可发汗,宜麻黄汤。"患者腰腿疼痛、无汗、脉浮属太阳证,麻黄汤主之;患者患病已 20 年,当循经入里,但未见里证,未传入里则必定仍旧稽留太阳经而传太阳之腑,形成太阳蓄水证,故为太阳经腑合病。太阳蓄水证的主方是五苓散,与麻黄汤相合散风寒利水,方证合拍,故患者多年宿疾一鼓而定。五苓散证其主症是消渴、小便不利,但临床上见症未必一一对应,需要临床医生仔细分析、灵活运用,不可守株待兔、胶柱鼓瑟。

◎案

林某,女,54 岁。间歇性跛行,伴左下肢疼痛 3 年。检查 MRI:$L_{3\sim4}$、$L_{4\sim5}$、$L_5\sim S_1$ 椎间盘向椎体周围膨出,压迫蛛网膜下腔形成局限性弧形切迹,两侧侧隐窝狭窄,$L_{4\sim5}$、$L_5\sim S_1$ 两侧神经根略受压。下肢畏寒,精神不振,舌质较淡,脉沉。中医诊断为下肢痛。辨证为寒邪入脏,少阴太阳合病。治以温阳利水。方用四逆汤、肾四味合五苓散加减。

处方:制附子 15g,干姜 35g,炙甘草 45g,猪苓、茯苓、泽泻各 25g,炒白术 25g,桂枝 12g,淫羊藿 20g,菟丝子 20g,补骨脂 20g。7 剂,每日 1 剂,水煎服。

二诊:症状有所减轻,上方继服 7 剂。

三诊:间歇性跛行明显减轻,不欲饮食,脉弦缓。辨证为少阴少阳太阳合病。方用四逆汤、肾四味合五苓散、小柴胡汤加减。

处方:制附子 12g,干姜 25g,炙甘草 45g,猪苓、茯苓、泽泻各 25g,炒白术 25g,桂枝 12g,淫羊藿 15g,菟丝子 15g,柴胡 15g,半夏 15g,黄芩 35g,党参 15g,大枣 12 枚,生姜 5 片。7 剂,每日 1 剂,水煎服。

四诊:间歇性跛行显减,觉腰腿酸痛板滞,自觉燥热,无汗,脉弦数。辨证为太阳经腑合病。方用葛根汤合五苓散加减。

处方:猪苓、茯苓各 15g,泽泻 15g,白术 15g,桂枝 10g,葛根 20g,麻黄 15g,白芍 10g,生姜 15g,大枣 12 枚,炙甘草 10g,玄参 30g,南沙参 30g,熟地黄 30g。7 剂,每日 1 剂,水煎服。

五诊:腰腿酸痛、板滞显减,上方继服 7 剂。

后予徐徐温养阳气、补益肝肾,调理 3 月余而痊愈。随访至今未复发。

按 患者下肢畏寒,精神不振,脉沉,乃是少阴病的表现。汪琥言:"少阴之为病,脉微细、但欲寐也。"结合脉象及临床症状考虑,患者属寒邪入脏。《伤寒论》:"少阴病,脉沉者,急温之,宜四逆汤。"故首诊取四逆汤合肾四味(减枸杞子,恐其寒凉)投之,温里逐寒。患者兼有下肢疼痛,乃太阳表邪未解,内传是太阳膀胱腑,致膀胱气化不利,水蓄下焦而成,属足太阳膀胱经之腑证。故同时再加入五苓散以利水渗湿,温阳化气。二诊患者已觉症状有所减轻,考虑已切中病机,原方续进。三诊患者脉象由沉转为弦缓,不欲饮食,乃邪由少阴转属少阳;脉弦,嘿嘿不欲饮食,均属小柴胡汤证;邪由阴出阳,故间歇性跛行明显减轻。四诊患者自觉燥热,脉象转为弦数,并觉腰腿酸痛板滞。此乃病邪由寒化热,由里出表之兆。《伤寒论》:"太阳病,项背强几几,无汗,恶风,葛根汤主之。"故原方去温阳和解之剂加入葛根汤及养阴清热之剂而获全功。

2. 腰椎间盘突出症

腰椎间盘突出症是因椎间盘变性,纤维环破裂,髓核突出刺激或压迫马尾神经所表现出的一种综合征,是腰腿痛常见的病因之一。

◎案

贾某,男,55 岁,汉族。2012 年 2 月 7 日初诊。长期从事负重类工作,2个月前起夜时无诱因出现腰痛伴左下肢剧烈放射痛,活动加重、休息后稍轻。体格检查:腰椎左侧弯,左 $L_{4\sim5}$、$L_5\sim S_1$ 脊旁压痛,疼痛放射到左小腿后外侧,腰部前屈受限,左腿肢体抬高试验及加强试验 30°阳性,健侧试验阴性。患侧外踝附近及足外侧痛、触觉减退,踇及跖骨屈力减弱,踝反射减退。腰椎 CT 平扫示:腰椎骨质增生、$L_{4\sim5}$ 椎间盘突出(左侧型)、$L_5\sim S_1$ 椎间盘突出(右侧型)。西医诊断为腰椎间盘突出症。外科给予甘露醇,地塞米松、血栓通等治疗共计 27 天,疼痛略缓解(可忍受)出院。家中卧床 1 月余,患者疼痛无明显缓解,故求中医治疗,诉腰痛伴左下肢放射痛、麻木,西医查体同前。舌淡苔薄白,脉沉弦。中医诊断为痹证。辨证为气滞血瘀。治以温阳行气、行水利湿。方用五苓散合大黄附子汤加减。

处方:大黄 6g,制附子 10g,细辛 5g,茯苓 10g,泽泻 15g,白术 10g,猪苓10g,桂枝 6g,干姜 12g。10 剂,每日 1 剂,水煎服。

二诊:服药 10 剂后,平卧情况下腰及左下肢放射痛基本缓解,站立体位约 5min 后出现腰痛、腿痛,继续原方 10 剂。

三诊:患者腰痛消失,左下肢放射痛不明显,肢体抬高试验(-),踝关节以下麻木明显。予以炙甘草汤加杜仲、牛膝间断 1 月余痊愈。继续从事原工作近 1 年未出现反复。

按 立足于明确病的框架下,进一步辨证论治,能够进一步做到治疗的有的放矢。仿秦伯未先生的处方组成模式即治病＋治证＋治症。三者可同时进行,分清主次;亦可根据具体病情灵活掌握,权衡缓急先后。除辨证论治必须遵循中医基础理论外,辨病施治和对症治疗的具体方法,应从科学求实的态度出发,不拘中西门户之见,择善而从,以充分发挥中西医各自治疗上的优势,以期获得最佳的治疗效果。就腰椎间盘突出而言,病理上有内因和外因之分,内因是椎间盘本身退行性病变和发育上的缺陷,髓核失去弹性,椎间盘结构松弛、后纵韧带功能减退,形成腰椎纤维环破裂,外因可因损伤、劳损以及受寒所致,其受寒后使腰背肌肉痉挛和小血管收缩,影响了局部的血液循环,由于椎间盘缺乏血液的供给,修复能力较弱,而且在日常生活和劳动中,因负重和脊椎运动,椎间盘经常受到来自各方面的挤压、牵拉和扭转,也容易发生萎缩、弹性减弱等退行性变化,可造成进一步的损害致使髓核突出。腰椎间盘突出导致坐骨神经痛主要原因是由于破裂的椎间盘组织产生的化学物质的刺激及自身免疫性反应使神经根炎性水肿;突出的髓核压迫或牵张已有的炎性神经根加重水肿;受压的神经根缺血。

现代医学的药物保守治疗腰椎间盘突出症多采用非甾体类抗炎药物、皮质类固醇等药物治疗,多予以布洛芬口服、甘露醇合地塞米松静脉滴注,以促进炎性的神经根水肿消退,若效果不理想大多采用外科手术的治疗。有感于现代医学的病因、病机及其治疗方案,急性期用五苓散合大黄附子汤代替甘露醇与地塞米松以取得脱水、抗炎、镇痛、改善局部循环,缓解后则对内因治疗通过活血化瘀、补益肝肾以改善椎间盘及髓核的功能。

五苓散具有利水渗湿、温阳化气的作用,主治:蓄水证、水湿内停、痰饮证,可能具有神经根的脱水作用(有待药理研究)。五苓散中的桂枝能温通经脉而行瘀滞,促进局部循环有利于炎症消退。大黄附子汤出自《金匮要略》原文:"胁下偏痛,发热,其脉紧弦,此寒也,以温药下之,宜大黄附子汤。"病机主要为:寒湿内结,腑气不通,故胁腹满痛,兼见大便秘结。目前被广泛应用与偏侧疼痛。方中的附子具有抗炎、镇痛作用,细辛具有止痛作用,大黄的活血化瘀具有改善椎间盘纤维环、髓核供血的作用。而腰椎间盘突出症的主要病因:虚损、寒湿、瘀血,三者相互作用而发本病,方中附子作用有二:①强壮作用;②祛寒实,与五苓散配合又可祛寒湿。大黄在本病中的作用也有两点:①祛寒实内结;②祛瘀血。腰椎间盘突出症的患者大多兼有便秘或惧怕解大便,所以通腑亦是治疗腰椎间盘突出症的关键所在,可能是由于通腑本身具有下血、祛瘀、生新的作用。五苓散合大黄附子细辛汤与甘露醇合地塞米松治疗腰椎间盘突出症临床比较:①治疗早期两者疗效基本相同;②停药后五苓散合大黄附子汤具有疗效稳定、不反复的特点。而甘露醇合地塞米松治疗腰椎间盘突出症多停药后 2～3 天立即反复。这可能是由于:①腰椎间盘突出症多是由于多种综合性病因所致,甘露醇合地塞米松只是作用于少数独立的靶点。②布洛芬、甘露醇合地塞米松仅止痛缓解其神经根水肿及抗免疫性反应并没有对其病因进行根本性治疗,故临床极易反复。而五苓散合大黄附子汤对腰椎间盘突出症的治疗是多靶点,对病因进行根本性治疗,临床上不易反复。这也进一步体现了中医复方剂治疗的优越性所在。

第三节　妇科疾病

1.经行浮肿

经行浮肿是指每逢经行前后,或正值经期,头面四肢浮肿者。

◎案

王某,女,32 岁,已婚。主诉:经行下肢肿胀 3 年余,加重 1 个月。患者初潮 14 岁,平素月经 7/30～60 天,量适中,色淡红,夹血块,痛经(－),末次月经 2011 年 6 月 4 日。患者每逢经期及月经前下肢肿胀,按之凹陷不起,时有眼面浮肿,经净后肿胀自然消退,平素性情抑郁,时有纳差。舌淡暗,苔白,脉细弱。予查尿常规及血常规均无异常,查肝功能、肾功能及促甲状腺素各值均在正常范围内。中医诊断为经行浮肿。辨证为脾虚气滞。治以健脾祛湿、疏肝调气。方用五皮饮合五苓散加减。

处方:桑白皮、党参、大腹皮、炙黄芪、茯苓各 15g,白术、泽泻、桂枝、猪苓、通草、防己、柴胡、香附各 10g,木香 6g,莱菔子 15g。20 剂,每日 1 剂,水煎服。

二诊:月经尚未来潮,已无下肢肿胀。共调理 3 个月经周期后,已无下肢肿胀,随访 3 个月经周期未复发。

按 西医认为经行浮肿发病有可能是一种一过性高醛固酮的表现。系由于经前期雌激素水平偏高直接作用于肾脏或间接作用于血管紧张素－醛固酮系统,然后使水钠潴留,出现浮肿。中医认为水肿的形成与脾、肺、肾三脏功能的失常有关。前人有"水之标在肺,水之本在肾,其制在脾"之说。《素问·至真要大论》指出"诸湿肿满,皆属于脾"。《叶氏女科证治》中提及:"经来遍身浮肿,此乃脾土不能克化,水变为肿,宜服木香调胃汤。"《傅青主女科》指出"是脾虚水溢之过。凡浮肿者可通用,俱神效"。皆论述经行浮肿与脾失健运关系密切,金季玲教授亦认为此病多与脾虚关系密切,脾虚不运,湿气内侵,经行时阴血下注,气随血下,脾气益虚,转输失司,水湿蕴聚,泛滥横溢,水湿停滞中焦,进一步损伤脾阳,水湿无所制约发为肿。从中医辨证分析看,本病与肝、脾两脏关系密切,尤其与肝关系更为密切。目前中医妇科医家基本认定其病机主要在于"肝",故治疗上重在调肝。此病与肝之失于疏泄亦有密切关系,若肝气郁结,肝失条达,气滞血瘀,经前、经时冲任气血壅滞,气机不利,水湿运化不利,泛滥肌肤则滞为肿。另外肝失于疏泄,木郁侮土,脾虚气滞,健运失司,不得通调水道,水湿蕴阻不化,肝郁乘脾,进而脾失健运,亦导致水液代谢失常。

五皮饮是治疗皮水之通用,有健脾调气、利水消肿之功效;五苓散有温阳化气之功。二方合用以健脾疏肝,利湿化水为治则,药用方中桑白皮清降肺气,通调水道以利水消肿,大腹皮下气行水,防己利水消肿;茯苓、泽泻导水下行,通利小便;通草利尿通淋,桂枝辛温,通阳化气,助膀胱气化,使水有出路,党参、白术、炙黄芪健脾益气化湿;木香、柴胡、香附疏肝行气解郁;方中猪苓、桂枝相合温阳化气,利水平冲;茯苓、白术组合健脾祛湿;全方旨在健脾祛湿,疏肝理气,从而做到补而不腻,利而不伐,温而不燥,凉而不苦,才能达到水肿消退,经行正常之目的。

2. 异位妊娠术后口干

◎案

廖某,女,32 岁。患者因"异位妊娠"于 2010 年 5 月 21 日在全麻下行腹腔镜探查术 + 右侧输卵管开窗取胎术。术后恢复良好,术后第 7 天述口干不欲饮,夜间加重,口干甚则咳嗽,饮水后咳嗽缓解,肢倦乏力,胸闷气短,动则心慌,多汗,多尿,夜尿 5 ~ 6 次,盗汗,纳食佳,夜眠差,大便正常,舌苔白厚腻,脉细弦。术后第 2 天查血红蛋白 83g/L。中医诊断为小便多。辨证为膀胱蓄水。治以化气行水。方用五苓散加味。

处方:炒白术 20g,茯苓 30g,猪苓 15g,泽泻 15g,桂枝 10g,升麻 6g,炒酸枣仁 30g,炙麻黄 6g,炒杏仁 10g,煅龙骨、煅牡蛎各 30g,炙黄芪 45g。7 剂,每日 1 剂,水煎服。

二诊:上方服 1 剂,述乏力、气短、心慌、口干、多尿等症状均减轻,汗出减少,盗汗未作,一夜安眠。续服 6 剂,诸症若失。

按 患者因"异位妊娠"急诊入院行腹腔镜手术治疗。膀胱与输卵管毗邻而居,术中多电灼、电凝等操作,致膀胱气化功能受损,水停下焦,津不上乘,故见口干不欲饮、多尿;肺为娇脏,失于濡润则宣降失常,故口干甚时咳嗽,饮水后得润,故咳嗽缓解;异位妊娠致内出血较多,气随血脱,气血两虚,故见肢倦乏力、胸闷气短;心失所养,故心慌;气不摄津,故多汗;血虚阴伤,故盗汗;苔白厚腻、脉细弦乃水液内停之象。药用五苓散助膀胱恢复气化功能,升麻载津上承,炙麻黄、炒杏仁宣降肺气,炒酸枣仁养心安神,煅龙骨、煅牡蛎敛津收汗,炙黄芪补气以生血,故药后病愈。

3. 残留卵巢综合征

残留卵巢综合征(ROS)是患者实施子宫全切除术时保留一侧或两侧卵巢,术后残余卵巢的血供受到影响出现的盆腔疼痛、肿块、性交痛等综合征。ROS 71% ~77% 患者常见慢性盆腔痛,有时呈持续或周期性,疼痛程度各有不同;有部分患者有单纯的盆腔包块;67% 患者也可有性交痛(与子宫切除后患者卵巢下垂粘于子宫直肠窝或阴道残端有关);部分患者术后会有尿路症状(尿路感染、急性尿潴留或排尿疼痛症状可能反复发生,可能与慢性盆腔炎症相关)。大部分 ROS 患者术后盆腔广泛粘连,排卵时卵泡液不能被吸收,卵泡液外溢(被包在粘连组织内),对周围组织不断产生刺激遂成继发感染或非特异性炎症,进而形成囊肿;子宫切除后,部分卵巢位置下垂至盆底,附着在宫颈残端或阴道残端,以致血运不畅,淋巴引流受阻,引发炎症。炎性介质如缓激肽、前列腺素、细胞毒素等可因卵巢功能抑制或受类固醇激素的作用,使活性发生改变,导致疼痛。既往,患者有子宫肌瘤切除术病史,久病必瘀,舌脉象示痰湿凝聚,痰瘀互结而为癥瘕。

◎案

某,女,45岁。2011年10月3日初诊。体检发现盆腔包块1个月。无发热,无腹痛,无腰酸,无双下肢浮肿。舌质暗红,苔薄白腻,脉弦。带下量不多,无气秽。4年前因子宫肌瘤行子宫次全切除术。初潮15岁,育有1子,人工流产1次。否认其他家族疾病史及过敏史。诊断检查:患者妇科检查盆腔可触及一拳头大小包块。B超示:盆腔囊性包块,大小91mm×82mm×65mm。肿瘤标志物 CA_{125} $2.92×10^3$ U/L,CA_{199} $4.15×10^3$ U/L,CEA 0.998nmol/L,均在正常范围。某医院盆腔CT示:子宫体缺如,盆腔次全切除术后改变,盆腔内囊性低密度灶(囊肿考虑)。新柏氏液基细胞学技术:ASCUS。宫颈残端HPV – DNA检测(–)。中医诊断为癥瘕。辨证为气滞血瘀、痰饮内停。治以利水化痰、活血化瘀。方用五苓散加减。

处方:泽泻15g,炒白术15g,茯苓20g,白花蛇舌草20g,猪苓10g,生黄芪15g,煅牡蛎30g,蛇床子15g,皂角刺12g,狗脊15g,水蛭5g,苏木12g,神曲15g。7剂,每日1剂,水煎,分2次服,200ml/次。

二诊:诉口辣感,余无不适,舌质暗红,苔薄白,脉弦。B超示:宫颈长23mm×24mm×27mm,盆腔囊性包块大小95mm×63mm×57mm。

处方:上方去生黄芪,加紫苏梗12g,陈皮10g,半夏10g,九香虫12g,鸡内金12g,麦冬10g,党参30g。14剂,煎服法同上。

三诊:诉无不适,舌质暗红,苔薄,脉弦。

处方:上方去狗脊、水蛭、苏木、九香虫、党参,加生黄芪50g,刘寄奴15g,白芥子12g,生地黄15g。10剂,煎服法同上。

四诊:诉无不适,舌质暗红,苔薄,脉弦。B超示:宫颈长23mm×24mm×27mm,右卵巢囊性回声大小46mm×48mm×26mm。

处方：前方改生黄芪30g,14 剂,煎服法同上。

五诊：自诉无不适,舌质暗红,苔薄,脉弦。守原方14 剂。

六诊：2011 年12 月17 日,B 超示：宫颈长 19mm×29mm×23mm,右卵巢囊性回声大小32mm×26mm×18mm,守原方14 剂。

七诊：2012 年2 月20 日,B 超示：宫颈长 19mm×29mm×23mm,右卵巢大小正常,未见囊性包块。随访1 年,未见复发。

■按 ROS 病因多为术后解剖结构改变、粘连、细胞介质、子宫内膜异位症、生理性盆腔积液。其最突出表现就是慢性盆腔疼痛,这几乎是所有 ROS 患者的就诊原因,还有部分患者表现为性交痛、性交后疼痛、盆腔肿块、尿路症状等。本案患者因盆腔肿块而就诊。中医学无 ROS 病名,按其形成机制可归为"癥瘕"范畴。《素问》出现"癥瘕"一词,这可能就是癥瘕一病源于《素问》的由来;《灵枢》文献有妇科癥瘕(石瘕)的病位、病因病机、临床表现和治疗以及与肠覃的鉴别诊断等方面的叙述;张仲景、张景岳等医家留给世人有了更多、更进一步阐发。《景岳全书·卷三十九》曰："瘀血留滞作症,惟妇有之。其证则或由经期或由产后。凡内伤生冷,或外受风寒,或恚怒伤肝,气逆而血留,或忧思伤脾,气虚而血滞……则留滞日积而渐以成症矣。"由此可见,癥瘕的形成非一日或短期形成而致。"病久必有瘀",慢性瘀血是病变核心。"癥瘕"治法,可循《素问》中坚者削之……留者攻之、结者散之等论述,研究其大法。本案患者既往有子宫肌瘤切除术病史,久病必瘀,舌脉象示痰湿凝聚,痰瘀互结而为癥瘕。方中五苓散出自张仲景《伤寒论》,具有健脾利水、温阳化气的作用。五苓散加减方中白花蛇舌草20g,生黄芪30g,紫苏梗12g,陈皮10g,半夏10g,白芥子12g,温阳利水,化痰行瘀;煅牡蛎30g,蛇床子15g,皂角刺12g,刘寄奴15g,生地黄15g,活血化瘀。全方共奏利水化痰、活血化瘀之效。患者应用经方五苓散加减治疗,服方2 月余,临床体征、症状消失,B 超及妇科盆腔检查皆正常,随访1 年,未见复发,疗效明确。

4.多囊卵巢综合征

多囊卵巢综合征(PCOS)是排卵障碍、高雄激素、胰岛素抵抗、卵巢多囊样改变为特征的内分泌紊乱综合征,其发病率在生育年龄妇女中达到6%～

25%，在因不孕症行辅助生殖技术（IVF）助孕患者中约占50%。PCOS的并发症主要涉及生殖、内分泌、心血管、肿瘤等领域，对女性家庭生活以及心理都造成极大影响。

临证精选

选择2013年9月～2014年11月就诊于某医院且腰臀比（WHR）>0.8的PCOS患者45例，年龄18～42岁，平均33.4岁，平均病程1.6年。参照ESHRE/ASRM鹿特丹会议制定的PCOS诊断标准：①临床表现为月经异常（包括闭经、月经稀发或月经量过少等），伴或不伴多毛、痤疮不孕和肥胖等；②近3个月未使用类固醇激素，月经第2～4天或闭经期无优势卵泡时黄体生成素（LH）/尿促卵泡素（FSH）≥2和（或）睾酮（T）≥2.2nmol/L（50ng/dL）；③B超检查至少一侧卵巢存在直径2～9mm的小卵泡≥12个，（或）卵巢体积≥10ml。符合上述3项中的2项，并除外其他可引起雄激素增高的疾病（肾上腺皮质增生、库欣综合征、分泌雄激素的肿瘤等）即可诊断。在月经周期或者药物及手术使子宫内膜剥脱后第5天开始服用补肾化瘀方合五苓散。

处方：菟丝子20g，女贞子、墨旱莲、茯苓、赤芍、白术各15g，泽泻、丹参、桃仁、桂枝各12g，猪苓10g。

药物由某医院颗粒制剂药房提供，每天1剂，分早、晚2次冲服，1个月经周期为1个疗程，连续治疗3个疗程。

显效：月经周期基本正常，临床症状明显减轻，激素水平基本正常，超声提示卵巢恢复正常大小，有排卵或已妊娠；有效：月经情况、临床症状有所改善，激素水平趋于正常，超声提示卵巢较前缩小；无效：月经情况、临床症状、激素水平以及卵巢大小均无改善。治疗结果：治疗后显效12例，有效21例，无效12例，总有效率为73.3%。

按 中医古籍文献中没有多囊卵巢综合征这一病名，其临床症状与"月经后期""闭经""崩漏"等描述相类似。如《圣济总录》中记载："妇人所以无子者，冲任不足，肾气虚寒也。"中医学认为，肾是先天之本，天癸的生成有赖于肾气的充足，并且肾阳的升腾鼓动可以使气血条畅，卵泡顺利排出，若肾气亏虚，肾阳虚衰，肾－天癸－冲任－胞宫轴失衡，使气血壅阻冲任胞脉，瘀滞成癥,进而使卵细胞难以排出、卵巢增大,形成排卵障碍。《傅青主女科》提出:"妇人有身体肥胖……不知湿盛者多肥胖。肥胖者多气虚,气虚者多痰涎……且胖之妇,内肉必满,遮隔子宫,不能受精,此必然之势也。"PCOS患者主要有多毛、肥胖、痤疮、黑棘皮等临床表现。脾为后天之本,气血生化之源,脾气亏虚,则致运化失职,津液代谢失调,湿聚成痰,泛溢肌肤则见肥胖、多毛;痰湿阻滞气血运行,下注胞宫,则见月经后期、闭经等。所以PCOS的病机多以肾虚为基础,兼有痰湿、血瘀,病性多为虚实夹杂。补肾化瘀方由菟丝子、女贞子、墨旱莲、丹参、桃仁、赤芍等药物组成,方中菟丝子补肾益精,为君;女贞子、墨旱莲共用养肝肾、益精血,为臣;丹参、赤芍活血养血,佐以桃仁意在活血而不留瘀,气血通畅则经自调。纵观全方,具有补肾活血、化瘀调经的功效。五苓散方出自《伤寒论》,由桂枝、猪苓、茯苓、白术、泽泻组成,原方主治膀胱气化不利之蓄水证,具有利水渗湿、温阳化气的功效。白术、茯苓健脾益气;泽泻、猪苓渗利下焦痰湿水饮;桂枝温通经脉、助阳化气,调畅胞宫气血。现代药理研究发现,补肾中药可调节激素及其受体功能,改善卵巢局部环境,促进卵泡发育及排出。活血化瘀药不仅可改善盆腔微循环,加强卵巢与子宫的供血,同时还具有抗炎、调整脂代谢、改善胰岛素抵抗等作用,从而改变整体内环境,使卵泡正常发育,并能使补肾药直达病所。另外,健脾化痰燥湿药物能够降低PCOS患者血清睾酮水平,抑制LH的分泌,可以改善卵巢排卵,对PCOS高睾酮血症患者的治疗效果确切,同时还能够明显缓解PCOS患者的胰岛素抵抗的情况。本研究结果显示,补肾化瘀方合五苓散加减能够改善PCOS患者临床症状,降低PCOS患者的体重指数(BMI)、腰臀比(WHR)、HOMA – IR、LH、T水平。其作用机制可能是通过改善整体内分泌水平,调整子宫及卵巢局部微环境,降低胰岛素水平,抑制LH、T分泌,从而调整下丘脑 – 垂体 – 卵巢轴平衡,使卵巢恢复排卵规律,月经来潮。

第四节　儿科疾病

1.小儿尿频

小儿尿频,是指小便次数明显增多,小便间隔时间缩短,甚则一日达数十次为主要特征的一种症状。又有"淋证""溲数""小便数""小便频数"之称。本症女孩多于男孩。

该病属于中医学中"淋证""小便数"等范畴。

◎案

李某,男,5岁。2011年3月25日初诊。尿频1个月余。患儿于1个月前无明显诱因出现小便次数频多,约1次/15min,量少。症见:无明显尿痛,尿道口轻微发红,小便黄,纳可,寐安,舌质红,苔薄白。尿常规正常。西医诊断为尿频。中医诊断为淋证。辨证为水湿内盛。治以利水渗湿、温阳化气。方用五苓散加味。

处方:猪苓12g,泽泻12g,茯苓12g,通草10g,桂枝10g,生地黄12g,甘草6g,淡竹叶9g。5剂,每日1剂,水煎2次取汁100ml,分早、中、晚3次服。

二诊:患儿尿频消失,未再用药。

按《伤寒论》载"太阳病,发汗后,大汗出,胃中干,烦躁不得眠,欲得饮水者,少少与饮之,令胃气和则愈。若脉浮,小便不利,微热消渴者,五苓散主之",主要用于以小便不利为主要表现的各种病症。将其用于治疗小儿尿频也有很好的疗效。肾主水,与膀胱相表里,肾气之蒸腾可助膀胱之气化。小儿肾常虚,肾主水功能失常,水液不布,停聚体内,而致小便短赤不利,膀胱气化不利,开合失司而出现尿频。方中猪苓、泽泻、茯苓、通草、生地黄淡渗利湿,通利水道;桂枝调和营卫,助膀胱气化功能;淡竹叶清心火,利小便;甘草调和诸药。诸药合用,使得小便通利,次数减少,尿频得以消失。

2. 新生儿黄疸

新生儿黄疸发病多因胆红素过高所致,临床表现为新生儿皮肤、黏膜等发黄,且出现发热、躁动、食欲减退等,通常预后较好,但若病情较重且无及时采取措施治疗,可出现神经性听力损伤等严重症状,对新生儿预后不利。

◎案

李某,男,出生16日。2009年6月18日初诊。患儿出生5日后,其父母发现孩子皮肤发黄,1周后仍不见减轻,即到医院诊治,以新生儿黄疸收住入院。经茵栀黄注射液及对症治疗1周后,收效甚微,转求中医治疗,症见患儿全身皮肤、巩膜、指甲发黄,精神萎靡不振,吮乳少,大便稀溏,小便少而黄,方用五苓散加减。

处方:茵陈6g,炒白术6g,茯苓10g,泽泻6g,桂枝6g,炒杭白芍6g,鸡骨草6g,山土瓜10g,兰花参6g,潞党参10g,蜜桶花10g,猪苓10g,大枣6g,甘草3g。2剂,每剂煎服2日,每日少量多次服用。

二诊:6月28日,皮肤、巩膜黄染显减,精神好转,吮乳增加,大便日行2次,稍溏。

处方:上方基础上加山药10g,老鹳草10g,继服2剂。

1周后随访,黄疸褪尽,诸症消失,病告痊愈。

按 新生儿黄疸发病的原因比较复杂。可能是母体在孕期多食助湿之物,或母体素有湿热之故。茵陈五苓散为仲景治疗黄疸的著名方剂,因水湿内停,湿滞化热而致的黄疸,每多效验。蜜桶花为玄参科来江藤属植物小叶来江藤的全草。蜜桶花性味苦、甘、凉。功能:消炎、解毒。主治:黄疸、急慢性骨髓炎。云南民间有用蜜桶花治疗急慢性肝炎的经验。山土瓜为旋花科土瓜的块根。性味:甘淡,平。功能:健脾利湿、养阴柔肝。主治小儿疳积。对小儿脾虚泄泻亦有良效。兰花参为桔梗科植物兰花参的根。《滇南本草》:"兰花参,味甘、微苦,性平,入心、脾二经,甘入脾,苦入心,补虚损,止自汗、盗汗、除虚热。"临床治疗小儿多汗,颇有疗效。用上法治疗新生儿黄疸,均获痊愈。

3. 小儿秋季腹泻

小儿秋季腹泻临床表现为腹泻,日泻5次以上,大便呈稀水样或蛋花汤样,内无黏液及脓血,或伴有发热、恶心、呕吐和上呼吸道症状;大便常规检查无红细胞、白细胞,大便培养无致病菌,血常规检查白细胞未升高。

腹泻属于中医学"泄泻"范畴,认为其主要病机在于脾胃虚弱、水湿内蓄。脾主运化、胃主受纳腐熟,二者相为表里,若脾胃功能失调则导致清浊不分,而致泄泻。

◎案

某,女,13 岁。2012 年 10 月 8 日初诊。代诉:腹泻 1 周,大便为稀水、蛋花样,味腥臭,伴发热、恶心、呕吐,间断口服阿莫西林、利巴韦林、小儿泻速停、思密达等。体格检查:T 38℃,前因眼窝稍凹陷,发热面容,神清,精神可,咽充血,扁桃腺不肿大,双肺呼吸音粗,可闻及散在痰鸣音,HR 100 次/min,律齐有力,腹稍胀,肝脾肋下未触及,舌红,苔黄腻,指纹紫滞。大便常规WBC 3~5 个/高倍视野,RBC 1~2 个/高倍视野。轮状病毒(+)。西医诊断为秋季腹泻伴Ⅰ度脱水。中医诊断为泄泻。辨证为湿热内蕴。治以清利湿热、健脾利水。方用五苓散加减。

处方:大黄 3g,蝉蜕 6g,僵蚕 10g,姜黄 10g,炒白术 10g,茯苓 10g,猪苓10g,泽泻 10g,桂枝 6g,葛根 10g,黄芩 3g,每日 2 次,每次加温开水 30ml冲服。

二诊:服药 2 天后,腹泻次数、量明显减少,服药 4 天后症状消失,复查:大便常规正常;轮状病毒(-)。

◎案

某,女,2 岁 2 个月。腹泻 3 天,泻下稀水样便,5~7 次/天,大便酸臭,恶心、吐,小便量少,纳差,神疲,面色无华。T 37.5℃,大便镜检示脂肪球(+ + +)。西医诊断为小儿秋季腹泻。中医诊断为泄泻。辨证为脾胃气虚、脾虚湿困。治以健脾利湿。方用四君子汤合五苓散加减。

处方:四君子汤合五苓散加半夏 3g,陈皮 6g,焦神曲 8g,荆芥 6g,防风6g,炒谷芽 8g。水煎,分 6~8 次服。

第 2 天大便次数减少,量少呈糊状,精神较前日好。前方再服 2 剂,大便成形,1 日 1 次,精神好,食欲正常,T 36.8℃,病告愈。

按 小儿秋季腹泻多发生在秋冬之间,因早晚凉热多变,寒邪渐生,又小儿脏腑娇嫩、形体未充,"脾常不足"(《育婴家秘》),若寒温调摄失宜或贪凉饮冷,风寒之邪每易直犯脾胃。脾主运化水湿,喜温运而恶寒凝,风寒袭脾,脾阳受损,运化失司,升清无力,水反为湿,谷反为滞,合污而下,并走大肠,则成泄泻之疾。又因脾胃为后天之本,主运化水谷和输布精微,为气血生化之源,小儿运化功能尚未健全,而生长发育所需的水谷精微较成人更为迫切,又饮食不知自节,易感外邪,内伤饮食,伤及脾胃,湿浊内生。故本病以脾虚为本,湿浊之邪为标,水谷不化、清浊不分引起泄泻。因此,本病病机以脾气虚弱、寒湿困脾为主。正如张景岳所说:"泄泻之本,无不由脾胃及小儿脾常不足。"所以治疗当以化湿为主,脾旺则胜湿,中阳得运,清浊易分,则泄泻可平。方选四君子汤补气健脾,五苓散温阳化气、利水渗湿。方中党参甘温益气补中,白术健脾燥湿,茯苓渗湿健脾,炙甘草甘缓和中,茯苓配猪苓、泽泻通调水道,泻湿利水,同时茯苓、猪苓还具健脾之效,泽泻可泄热,桂枝温阳化气利水。《太平惠民和剂局方·卷三》云:"四君子汤,治荣卫气虚,脏腑怯弱,心腹胀满,全不思食,肠鸣泄泻,呕哕吐逆。"近代中医名家赵锡武认为五苓散为中焦淡渗健脾之剂,能恢复脾的功能,使脾阳振而吐泻止,而小便始利,非小便利而后吐泻方止。两方相合脾阳复健,水湿得渗,患儿泄泻止,胃口渐开。临床治疗时应嘱患儿禁食油腻,以米粥调养,待完全康复。值得注意的是,由于小儿生理特点,在本病的治疗中,切忌苦寒伐胃之品,更伤脾阳,使腹泻加重。总之,四君子汤合五苓散随症化裁,治疗小儿秋季腹泻疗效显著,值得临床推广。

◎案

李某,男,11岁。2013年10月13日初诊。患儿于2天前开始腹泻,每日大便7~8次,大便清稀,甚如水样,夹有不消化食物,无黏液及脓血。伴肠鸣,微腹痛,尿少,食少纳呆。症见:面色淡白,精神较差,无发热,无明显脱水征,腹软,舌质淡红,苔白腻,指纹淡红。中医诊断为泄泻。辨证为脾虚湿盛。治以健脾止泻、利水渗湿。方用五苓散加味。

处方:猪苓10g,泽泻10g,茯苓10g,焦白术10g,桂枝6g,焦山楂12g,车前子10g(包煎)。4剂,每日1剂,水煎分2次温服。

二诊:服药 4 剂,腹泻次数明显减少。继服 3 剂,大便恢复正常,后以补中益气汤加减调理善后。

按 小儿泄泻病因复杂,但其病变皆在脾胃,多与脾气亏虚、湿邪滞盛有关。《素问·阴阳应象大论》谓:"湿盛则濡泻。"患儿食少纳呆,大便清稀如水样,且便中夹有不消化食物,为脾虚不能运化水湿所致。故治以健脾益气、化湿止泻,方以五苓散合焦山楂、车前子等加减运用。其中焦白术健脾助运,燥湿止泻;泽泻、猪苓、茯苓利水渗湿而止泻;桂枝温阳化气助运。配以车前子利水渗湿,取其"利小便而实大便"之意;焦山楂消食导滞,更善治泄泻。诸药合用,共奏健脾燥湿止泻之效。待湿邪祛除,脾运复健,则泄泻自止。

4. 小儿流涎

◎案

张某,男,3 岁。2014 年 5 月 10 日初诊。患儿平素体弱多病,自出生后一直口流清涎,未经治疗。后因流涎太多,才予医治。延医数人,但疗效不佳,经人介绍辗转至此。症见:神情呆滞,面色萎黄,流涎清稀如水,纳差,大便稀溏,小便清长,舌质淡嫩、苔薄白微腻,脉濡缓。中医诊断为流涎。辨证为脾阳亏虚、脾失健运。治以温阳化气、健脾固摄。方用五苓散加减。

处方:白术 12g,猪苓、茯苓、泽泻、炙黄芪、益智仁各 6g,肉桂 3g。3 剂,每日 1 剂,水煎分 2 次温服。

二诊:3 剂后流涎减少,继服上方 4 剂而愈。

按 口流清涎,多为脾肾阳虚不能正常散布津液,而津液循经上溢于口,故多涎。患儿兼有大便溏薄、小便清长等,皆为脾肾阳虚之象,治以温肾健脾摄涎。方中重用白术以健脾益气,固摄涎唾;辅以猪苓、茯苓、泽泻,更增健脾化气行水之功。方中以肉桂易桂枝,意在肉桂气厚,入走脾肾,具有温中补阳之效。配以益智仁温肾助阳、健脾摄涎,炙黄芪更增白术健脾益气之功。诸药合用,温肾健脾、固摄流涎,故能使脾阳得振,则水津四布,而无上溢之患。

5. 小儿遗尿

◎案

吴某,女,7岁。2014年10月23日初诊。自幼随爷爷奶奶生活。患儿经年尿床,每夜1~2次,且尿量较多。每每从下午开始控制饮水,依然无效,爷爷奶奶需唤其起床小解方可避免。小儿发育一般,智力发育正常。尿常规化验正常。症见:平素精神欠佳,活动后常感疲劳乏力,面色少华,食少纳呆,大便偏稀。脉细缓,舌苔薄白而润。西医诊断为小儿遗尿。中医诊断为淋证。辨证为肾气不足。治以固肾缩尿、化气行水。方用五苓散合缩泉丸加减。

处方:白术10g,泽泻、猪苓、茯苓各6g,益智仁10g,乌药6g,山药10g,肉桂3g。10剂,每日1剂,水煎分2次温服。

二诊:服上方10剂后,患儿夜间偶有自遗,继以7剂固其疗效。之后随访,未见再遗。

按 遗尿一证,多因禀赋不足,或病后体虚,导致肾气不足,膀胱约束无权;或因肺脾气虚,上虚不能制下而致遗尿。本案患儿年少,先天禀赋不足,肾气未充;加之脾胃虚弱,后天失养,故而膀胱失约而遗尿。治以温肾健脾、固摄止遗。方中五苓散具有温阳化气、健脾渗湿之功效,肉桂易桂枝,旨在温肾助阳;配以益智仁、乌药、山药温补脾肾、缩尿止遗。诸药合参,共奏温肾健脾,固摄止遗之效,故能一举中的,效如桴鼓。

◎案

李某,男,11岁。1995年9月20日初诊。患儿近2个月来,每夜必尿床,口渴喜饮,神疲纳呆。先后曾服缩泉丸、巩提丸、补中益气丸等方加减治疗月余无效。症见:面色无华,形体消瘦。舌淡,苔薄白,少津,边有齿痕,脉濡缓。中医诊断为淋证。辨证为脾虚湿困、气化失司。治以健脾利湿、化气行水。方用五苓散加味。

处方:白术12g,茯苓12g,猪苓6g,泽泻6g,肉桂3g,益智仁10g。2剂,每日1剂,水煎分2次温服。

二诊:服上方2剂后,遗尿、口渴消失,唯食欲未复,倦怠乏力。继以五味异功散5剂调理善后。

2个月后随访,患儿肌肤红润,体力充沛,未再复发。

按 《素问·至真要大论》说:"微者逆之,甚者从之。"今患儿遗尿,口渴善饮,则非益肾固摄法所能奏功。予取五苓散之意以助气化约膀胱,脾气化行,阳气通,中土健则遗尿止。方中君白术须茯苓以健脾培土,佐益智仁振兴脾阳而缩尿巩堤,白术须肉桂通阳而气腾津化渴自止。茯苓、猪苓配泽泻通调水道下输膀胱为兼制。法本从治,通因通用,药中病机,获效满意。

6. 婴儿湿疹

◎案

陈某,女,11个月。2014年4月23日初诊。患儿于半个月前头面部皮肤出现粟粒状红色丘疹,后又逐渐增多,遍及全身,剧烈瘙痒,哭闹不安,伴有反复腹泻。先于西医院诊治,又恐毒副作用,遂至中医诊治。症见:全身皮肤红色粟粒状皮疹,头面部为甚,皮疹表面尚未有糜烂及渗出。舌质淡红,苔白厚,指纹淡紫。中医诊断为小儿湿疹。辨证为脾虚湿盛。治以健脾利湿。方用五苓散加减。

处方:茯苓12g,泽泻6g,猪苓6g,白术5g,地肤子6g,白鲜皮6g,蝉蜕5g。7剂,每日1剂,水煎服。

二诊:服上方7剂,皮疹明显减少,渗出消失,继服7剂,湿疹痊愈。

按 婴儿湿疹,中医称之为"奶癣",多因脾胃运化失职,内有胎火湿热,外受风湿热邪所侵,二者蕴阻肌肤而成;或因消化不良、食物过敏、衣服摩擦、肥皂水洗等刺激而诱发。本病多发于禀性不足、素体湿盛之儿。五苓散长于健脾助运、温化水湿。其中,茯苓、白术可达健脾、燥湿之双效;泽泻、猪苓利水渗湿,令在里之内湿得消,是为治本。配以地肤子、白鲜皮、蝉蜕以祛风止痒,令在表之风湿得散,是为治标。由此标本兼治,使内湿除,外湿去,则疹退病愈。

第五节 皮肤科疾病

1. 红疹

◎案

龙某,女,33岁。2011年7月8日初诊。额头及下巴起红疹。从去年夏天开始额头及下巴起红疹,有时少许脓液,饮食不当则加剧。自述有慢性肠炎,经常腹泻,呈水样。现便溏,日1行,月经5~6天干净,偶尔有血块,腰背不适,夏天纳少,入睡较晚。脉微数,舌红苔少。中医诊断为斑疹、腹泻。辨证为脾虚肝郁、心经热盛。治以健脾疏肝、清心导赤。方用五苓散、一贯煎合导赤散加味。

处方:泽泻24g,桂枝4g,茯苓10g,白术10g,猪苓10g,生地黄25g,当归10g,北沙参10g,麦冬10g,川楝子8g,枸杞子15g,竹叶10g,木通10g,生甘草8g,连翘10g,桑叶10g,防风10g,白茅根15g,白芷6g,车前子10g,焦山楂20g,栀子10g,土茯苓10g。7剂,每日1剂,水煎分3次服。

二诊:8月10日。服药后上症基本消失,大便干,有时入睡难,自述有乳腺增生,慢性咽炎。脉细,舌红,苔少。守上方加炒麦芽、谷芽各20g,玄参10g,西洋参10g,龟胶20g,桑葚20g,夏枯草15g,生牡蛎20g,炒莱菔子10g,20剂熬膏。

按 患者面部起红疹伴有脓液,饮食不当则加剧,加之经常腹泻、便溏等,多为湿邪内盛,脾失健运,湿与风热相搏,波及颜面所致。额为心之分野,子病累母,一则疹多发于额部,一则扰及心神而入睡难。又脾失健运,土壅木郁,肝失疏泄,肝体失养,则经行有块,舌红苔少。《素问·阴阳应象大论》曰"其下者,引而竭之",因湿性下趋,故用五苓散因势利导,利小便以实大便,合导赤散既可导热从小便而出,又可清心安神。加一贯煎养肝体助肝用,使木疏土旺。因湿与热和,治以"或透风于热外,或渗湿于热下",故加清热祛风之品,使邪从外解。二诊时基本痊愈,且大便已成形,说明湿邪已清,患者在此补述有乳腺增生之症,即肝脾同病,仍守上方以巩固疗效。

2. 红皮病

红皮病又称剥脱性皮炎,是一种累及全身的以弥漫性潮红,持续性大量脱屑为主的重症慢性炎症性皮肤病。中医认为此系心火炽盛,外感毒邪,毒热入于血营,而致气血两燔,烧灼津液,肌肤失养而致。或食入禁忌,毒邪入脏腑肌腠而发病。

◎案

某,男,53岁。既往银屑病病史2年。2011年2月自行外用药物后皮疹加重,多次以"红皮病"住院,予以糖皮质激素及甲氨蝶呤片治疗,皮疹略有好转。近1周因外出工作日晒后皮疹加重,再次以"红皮病"住院。全身可见大片状弥漫性暗红斑,其上可见糠皮状鳞屑,部分表皮可见变薄、糜烂、皲裂、结痂。入院后检查血、尿、大便、心电图均正常,肝功能:TP 58.4g/L,GLU 9.3mmol/L,GLO 19.4g/L;肾功能:BUN 8.5mmol/L,BUA 518μmol/L;电解质:K 3.0mmol/L,Ca 1.89mmol/L;心肌酶谱:LDH 251u/L;血脂分析:ApoA 10.75g/L,ApoB 0.67g/L,HDL - C 0.64mmol/L。治疗方法:予以泼尼松片20mg口服,每日1次;甲氨蝶呤片5mg口服,每日3次,每周末两日服法;复方甘草酸苷针静脉滴注。患者皮疹逐渐好转,但出现双下肢肿胀明显,体重较前增加5kg左右。结合患者诉近期感乏力懒言,厌食,食少腹胀,口淡不渴,舌淡胖,苔白,边有齿痕,脉滑。中医辨证为脾阳气虚、运化无力、水湿内停。治以利水渗湿、温阳化气。方用五苓散加减。

处方:猪苓20g,茯苓20g,泽泻10g,白术20g,桂枝10g,薏苡仁20g,牛膝10g,荆芥6g,防风6g。5剂,每日1剂,水煎服。

二诊:3天后,患者双下肢水肿较前消退,体重减轻2kg左右,继续服用2天后双下肢水肿消退明显,体重基本恢复正常,原有厌食、食少腹胀等症状也较前明显改善。出院后随访1个月,患者未出现双下肢水肿。

按 本案为红皮病型银屑病患者,多次使用免疫抑制剂甲氨蝶呤及糖皮质类固醇激素,考虑到甲氨蝶呤及糖皮质类固醇激素可能导致肝脏损害,故加用复方甘草酸苷进行护肝治疗。复方甘草酸苷的有效成分是甘草酸,临床部分患者应用甘草酸后会出现水钠潴留现象。且本案患者还曾系统使用糖皮质类固醇激素,两者合用,可加重水钠潴留现象,表现为明显的双下肢凹陷性水肿。传统治疗首先考虑利尿剂的使用,但考虑本例患者治疗上需避光及避免使用光敏剂,而部分利尿剂含有光敏成分以及可能导致低钾血症、电解质紊乱等,结合患者 K 3.0mmol/L,Ca 1.89mmol/L,利尿剂的使用不宜做首选。再者,患者未出现明显的低蛋白血症,暂没有使用氨基酸的必要。结合患者整体情况,考虑在这例患者的双下肢水肿的治疗方面中药更具有优势。患者久病未愈,近尤感倦怠乏力,食少,腹胀,口淡不渴,结合舌淡胖,苔白滑,脉滑,考虑为脾阳气虚,运化无力,水湿内停所致,予以五苓散加减。五苓散原方出自汉代张仲景《伤寒杂病论》,功能利水渗湿、温阳化气,主治脾之功能失常,膀胱气化不利所致之蓄水诸症,素有逐内外水饮首剂之称。原方重用泽泻为君,甘淡性寒,直达肾与膀胱,利水渗湿;茯苓、猪苓淡渗利湿,合力为臣;佐以白术健脾运湿,使水津四布;桂枝辛甘而温,既解太阳之表,又助膀胱气化。本案患者重用猪苓、茯苓、白术,加用薏苡仁以加强利水消肿,健脾渗湿之效,牛膝性善下行,利水通淋,加用荆芥、防风祛风止痒,改善患者肌表不适。本案患者服用 5 剂后,双下肢肿胀明显消退,且食少、腹胀等情况也较前改善,疗效甚佳。五苓散的组方结构严谨,药物较少,但是效果较好,临床运用比较广泛。依中医同病异治法则,它不但用于治疗"膀胱气化不利"之蓄水证,而且对其他系统脏腑的疾病,也可以灵活加减运用。但是前提是紧扣"脾肾阳虚、水湿不化"这个基本环节。

3. 局限性硬皮病

硬皮病是皮肤变硬的疾病。一般分类将病变局限于皮肤的,内脏不受累及的称为局限性硬皮病,位于疾病谱一端;系统性硬化症中弥漫性硬皮病,皮肤病变广泛并伴有多脏器累及,位于疾病谱的另一端。

现代中医学家根据本病的临床症状和各自的认识,而给予不同的名称,如"皮痹疽""皮痹""顽皮"等,但大多归入了"痹证"的范畴。大多认为本病与肾阳不足,营卫不和,腠理不密,外邪(主要是寒邪)乘虚侵袭而致经络痹阻不通,气血凝滞,肌肤失养有关。

◎**案**

某,女,36 岁。腹右侧皮肤硬化 4 年。4 年前无明显诱因出现脐部右侧皮肤蚕豆大硬化斑,未引起重视,1 年多前发现硬化斑增大为 9cm±5cm,经某省级医院皮肤科确诊为局限性硬皮病,间断服过泼尼松片、昆明山海棠等,病情无显著改善。兼有体困倦怠,纳少便溏。检查:腹部脐右侧皮侧触及 11cm±6cm 硬化斑,皮纹消失。舌质淡,苔白腻,脉弦滑。西医诊断为局限性硬皮病。中医诊断为皮痹。辨证为湿毒阻络、脾失健运。治以健脾利湿、解毒通络。方用五苓散加味。

处方:土茯苓、木瓜、海桐皮各 15g,泽泻、猪苓、苍术、白术各 12g,桂枝、地龙、牛膝各 10g,山药、土茯苓、薏苡仁各 20g,冬瓜皮 30g。14 剂,每日 1 剂,水煎服。

服上药 14 剂后,硬斑变软缩小至 8cm±3cm,食欲好转,大便正常,但仍感体乏。上方加生黄芪 20g,继服 1 个月,硬斑缩小为 3cm±1.5cm。为巩固疗效,改用五苓片口服,每次 4 片,每日 3 次,以善其后。3 个月后随访。硬斑缩小为 1.0cm±0.5cm,无其他不适。

按 局限性硬皮病属疑难病症,多以温阳散寒、活血散瘀为法,但临床上因脾失健运、湿毒阻络者并非少见,本案即属于此种类型,治以健脾利湿、解毒通络,故用五苓散加味。方中土茯苓、泽泻、猪苓、白术、山药健脾利湿;木瓜、薏苡仁、苍术、冬瓜皮、海桐皮化湿通络;土茯苓、牛膝解毒利湿、活血通络;桂枝疏通经脉;地龙搜剔经络、软化皮肤。以后加黄芪,是因患者正气未复,用其加强补气运脾、行气化水。诸药合用,标本兼顾,方证合拍,故能获效。

4. 血管神经性水肿

血管神经性水肿是一种发生于皮下疏松组织或黏膜的局限性水肿,为一种暂时性、局限性、无痛性皮下黏膜下水肿,好发于上唇。"血管神经性水肿"为现代医学病名,亦称"巨大荨麻疹"。以发作迅速、消退快、反复发作为特征,好发于口唇等皮下组织松软部位。

中医学称为"唇风",民间俗称"猪悬嘴"。

◎案

某,女,24 岁。面部反复水肿 3 个月。西医予抗组胺药可暂时控制,停药即复发。症见:面部弥漫性水肿,以唇、眼为甚,色淡红,精神饮食睡眠正常,舌淡红,苔薄白,脉沉细。身体素虚,有过敏性鼻炎多年。西医诊断为血管神经性水肿。中医诊断为唇风。治以通阳化气、利水消肿。方用五苓散加减。

处方:泽泻 30g,茯苓 18g,猪苓 18g,白术 18g,桂枝 12g,细辛 3g,黄芪30g,冬瓜皮 30g。7 剂,每日 1 剂,水煎服。

停服所有西药。中药温服后多饮热水热汤,生活起居勿贪凉。1 周后病愈,过敏性鼻炎也停止发作。

按　本案患者既往有过敏性鼻炎,发作时喷嚏连连,鼻流清涕。头为诸阳之会,反复面部水肿,且脉象沉细无力,足见其阳气不足、气化失司、水饮停滞。以五苓散通阳化气、利水渗湿,加黄芪补气升阳、益卫固表、利水消肿,加细辛温肺化饮、温通鼻窍,冬瓜皮以皮达皮,消肿利水。诸药合用气化得复,水饮得消,故面部水肿消失,鼻炎也愈。

5. 阴部湿疹

湿疹是一种常见的由多种内外因素引起的表皮及真皮浅层的炎症性皮肤病。其特点为自觉剧烈瘙痒,皮损多形性,对称分布,有渗出倾向,慢性病程,易反复发作。

该病属于中医学"浸淫疮""湿毒"范畴。

◎案

某,男,38 岁。阴部多汗,暗红斑伴瘙痒 5 年。患者体态偏胖,5 年内遍访西医,多以激素治疗,用药则效,停药即发。就诊时患者阴囊部色暗红,皮肤肥厚,潮湿有汗,口渴多饮,小便短黄,舌红,苔腻微黄,脉滑。西医诊断为阴部慢性湿疹。中医诊断为湿疮。辨证为湿中蕴热。治以清热利水。方用五苓散加减。

处方:土茯苓 45g,茵陈 30g,茯苓 18g,猪苓 18g,桂枝 6g,白术 12g,泽泻30g,白鲜皮 30g,地肤子 30g。7 剂,每日 1 剂,水煎服。

二诊:服药后1周瘙痒明显减轻,阴部仍觉黏腻,又坚持服药1个月,症状消失。

按 茵陈五苓散本为湿热黄疸病而设,用于辨证属湿热蕴郁、湿重于热病机之阳黄。阴部为肝经所过之处,本案阴部长期患湿疹,潮湿多汗。与上述病机相吻合,故投茵陈五苓散而见效。用五苓散通阳化气、利水渗湿,重用甘淡之土茯苓解毒除湿,茵陈清利肝胆湿热从小便而出,白鲜皮清热燥湿,祛风止痒,地肤子清热利湿止痒。诸药合用水湿去,郁热清故而顽疾得愈。

6.下肢丹毒

丹毒俗称"流火",是由A族B型链球菌引起的皮肤及皮下组织的一种急性炎症,常表现为边界清楚的局限性红肿热痛,好发于颜面及下肢,可有头痛、发热等全身症状。下肢丹毒是丹毒发于下肢而命名。

中医以丹毒发病部位不同而分为多种,发于头面部者,称"抱头火丹";发于躯干者,称"丹毒";发于两腿者称"腿游风";发于脚踝者称"流火"。

◎案

某,女,78岁。左下肢红肿疼痛5天。患者既往有糖尿病、冠心病、高血压病病史多年,服药甚杂,不愿再接受西医治疗。就诊时见左下肢水肿明显,足背呈凹陷性水肿,皮肤发热,压痛明显,舌淡红,苔白腻,脉虚细。西医诊断为丹毒。中医诊断为腿游风。辨证为气虚水停、郁而化热。治以益气利水清热。

处方:泽泻30g,茯苓18g,猪苓18g,桂枝6g,白术12g,党参12g,蒲公英30g,川牛膝15g。7剂,每日1剂,水煎服。

患者药后尿量增加,水肿渐消退,1周后康复。

按 本案老年患者,气虚水停,流注于下,以五苓散通阳化气、利水渗湿,合党参益气生津为春泽汤,利水而不伤津。加蒲公英清热解毒,利湿通淋。川牛膝利水通淋兼作引经之药。诸药合用湿去热清而病愈。五苓散出自《伤寒论》,大量研究表明本方可用来治疗各种水液代谢障碍性疾病。五苓散据"四季五方"之理,"茯苓"功在中东方,"桂枝"功在东南方,"泽泻"功在西方,"猪苓"功在北方,"白术"功在中方,五药配合可行五方水气之令,故名

"五苓散"。对于五苓散的作用机制，《金匮要略》总结为发汗、利小便。盖腠理开则气化行，气化行则水道利，水道利则热随溺解、寒随饮消而病愈。故五苓散能同时用于寒、热两证的机制即在于利小便。但五苓散并非专事利尿，功善化气布津、分消水气。方中桂枝不仅能"发汗解肌"（《本草备要》），"开腠理"（《医学启源》），而且善于"宣通阳气，蒸化三焦以行水也"（《医宗金鉴·删补名医方论》）。桂枝与泽泻、猪苓、茯苓相配，是"三焦、膀胱与腠理毫毛相应"理论在方药配伍中的具体运用。一方面通阳化气与利小便并举，既复三焦气化功能以治本，又除已停水气以治标，此即叶天士"通阳不在温，而在利小便"之意；另一方面发汗与利小便同用，从腠理毫毛和膀胱分消水气，使邪有出路，即"开鬼门、洁净府"。面部血管神经性水肿、阴囊湿疹、下肢丹毒等病气化失司，水湿内停是其共同病机。五苓散可通阳化气、利水渗湿，临证结合病位随症加减用药，故获良效，此即中医学"异病同治"的体现。皮肤科临床上除治疗以上疾病外，对化妆品皮炎、带状疱疹、急慢性荨麻疹、急慢性湿疹等出现局部或全身水湿停滞的，无论寒热均可辨证加减运用。

7.带状疱疹

带状疱疹由水痘－带状疱疹病毒引起，以沿单侧周围神经分布的簇集性小水疱为特征，常伴明显的神经痛。带状疱疹患者之所以痛苦，是因为其沿一定的神经干径路不对称分布，严重的有损神经，而神经疼痛是难以忍受的。隋代巢元方《诸病源候论·疮病诸候·甑带疮候》载"甑带疮者，缠腰生……状如甑带，因以为名"；明代王肯堂《证治准绳·疡医·卷四·缠腰火丹》载"或问：绕腰生疮，累累如贯珠，何如？曰：是名火带疮，亦名缠腰火丹"；明代申斗垣《外科启玄·蜘蛛疮》载"此疮生于皮肤间，与水窠相似，淡红且痛，五七个成攒，亦能荫开"；清代祁坤《外科大成·缠腰火丹》命名为蛇串疮，如说"初生于腰，紫赤如疹，或起水疱，痛如火燎"。今多以"蛇串疮"名之。中医外科总结本病病因病机大致有三：情志内伤，肝气郁结，久而化火，肝经火毒，外溢皮肤；脾失健运，蕴湿化热，湿热搏结于皮肤；年老体弱，血虚肝旺，或劳累感染毒邪，或湿热毒盛，气血凝滞所致。

◎案

某,男,60 岁。2011 年 6 月 30 日初诊。右上额和颞部红斑、水疱,伴疼痛 6 天,曾在某医院静脉滴注阿昔洛韦注射液,口服尼美舒利片,涂喷阿昔洛韦软膏,治疗 4 天后,皮损、疼痛未能缓解,因有胃病史,服尼美舒利片后胃部不适加剧。症见:神疲、痛苦貌,体形中等,面色暗黄,右上额水肿性红斑上集簇性绿豆大水疱,部分糜烂、黑痂,眼睑肿胀、眼裂变小,畏光,右鼻唇沟无变浅,颞部及右耳轮密集紧张性粟粒水疱,伴电击样疼痛,时有耳鸣,失眠,口干,心烦躁,食欲差,有汗,恶寒,微发热,大便微溏,小便可,舌体胖暗,苔白灰微腻,脉浮稍数。中医诊断为蛇串疮。辨证为太阳蓄水合少阳证。治以化气行水、和解少阳。方用小柴胡汤合五苓散。

处方:柴胡 15g,黄芩 10g,炙甘草 10g,法半夏 10g,党参 10g,生姜 3 片,大枣 15g,泽泻 15g,白术 10g,桂枝 10g,茯苓 10g,猪苓 10g。5 剂,每日 1 剂,水煎温服。

嘱服药后多饮暖水,忌吹风扇、空调。同时口服阿昔洛韦片、维生素 B_1 片,外用阿昔洛韦软膏,糜烂黑痂处加涂红霉素眼膏,睡前用阿昔洛韦眼用凝胶。

二诊:2011 年 7 月 6 日。患处(额、颞、耳)已无水疱,大部覆干燥痂皮,基底潮红,眼裂正常,上眼睑微肿,仍有轻度畏光,眠可,偶有刺痛,食欲好转,无耳鸣,舌体较前略小但仍暗,苔薄白,脉浮。守方续服 5 剂后,患处皮肤呈淡褐色,夹杂绿豆大潮红斑,少许灰色痂皮,纳可,寐安,无疼痛。后随访 3 个月,无神经痛发生。

按 本案患者年事已高,患头部带状疱疹,剧烈疼痛,治疗 10 余日取得理想效果,未出现持久神经痛,实出意外,后随访 3 个月,确无后遗神经痛发生。患者就诊时,小柴胡汤证确凿无疑,而失眠、口干、心烦躁、食欲差、有汗、恶寒、微发热,其小便无明显变化,选五苓散或猪苓汤,取舍颇难,最后从皮损表现及有汗、恶寒,表明病位仍在表,结合前辈医家运用五苓散治疗神经痛、五官科疾病的成功案例,故与小柴胡汤合方为柴苓汤,以成调节表里、三焦水湿运化之剂,结果疗效显著,避免了神经痛的发生,但同时亦不容忽视患者早期应用抗病毒药物的作用。

8. 尿道综合征

◎案

某,男,22岁。2011年5月初诊。2011年2月,患者因不洁性交后出现尿道不适,在某医院皮肤性病科查衣原体阳性,淋菌及梅毒等均阴性,以"生殖道衣原体感染"口服米诺霉素治疗2周,仍时觉排尿不适,有尿频、尿急、尿痛、灼热感,小腹不适,复查衣原体为阴性,并排除其他感染。后又口服阿奇霉素、谷维素、黄酮哌酯等,均不能有效缓解。症见:精神紧张,体瘦肤白,目光惊恐,饮水甚频,仍口干不已,饮多则心下不适欲呕,病后一直如此,双手冰凉,舌暗红,苔薄腻,脉沉滑。西医诊断为尿道综合征。中医诊断为郁证。辨证为太阳蓄水兼少阴阳郁证。治以宣通气机、化阴通腑。方用五苓散合四逆散加减。

处方:泽泻15g,白术10g,桂枝10g,茯苓10g,猪苓10g,柴胡10g,枳壳10g,白芍10g,炙甘草10g,桔梗10g。5剂,每日1剂,水煎分2次温服。

二诊:7天后复诊,面有喜色,诉尿时通畅,不痛,无小腹不适,口渴明显减轻,双手仍凉。守方续服3剂后,患者精神可,无明显不适。

按 本案患者先因生殖道衣原体感染,经治疗好转,但仍内心惊恐,焦虑不已,可知其多疑易郁之性情;其双手冰凉、脉沉滑、舌暗红,乃阳郁于内,四逆散证备;口渴而频饮水,饮多则欲呕,且小便不适,颇合"水逆",为五苓散之方证;加桔梗者,与枳壳、白芍、炙甘草,合成排脓散、六一散之结构,祛湿热通窍,并寓提壶揭盖之妙。四川范中林老中医治一老年妇女之尿道综合征,恒用四逆散合五苓散加桔梗,疗效确切,所谓"有是证,用是药","方与证相应者,乃服之"。

9. 结节性痒疹

结节性痒疹又称结节性苔藓,是一种以剧痒结节为特征的慢性皮肤病,多见于成年女性。本病与中医学文献中记载的"马疥"相类似。《诸病源候论·疥候》记载:"马疥者,皮肉隐嶙起作根,搔之不知痛。"赵炳南称本病为"顽湿聚结"。

◎案

某,女,8岁。2012年3月初诊。四肢、腰部反复出现剧痒丘疹、结节6

月余,加重1周。症见:精神焦躁、易激惹,体瘦,肤色偏黑,四肢、腰背部密集粟粒至绿豆大暗褐色丘疹,基底微浸润,渗出倾向,部分呈露珠状渗淡黄色液体,有血痂、抓痕,夹杂少许红色新发丘疹、丘疱疹,斑驳状色素沉着,夹苔藓样斑片,上腹部剑突下轻度紧张、左腹股沟可扪及黄豆大淋巴结,夜寐差,多汗,易口渴,纳可,二便无特殊,无鼻炎及异位性皮炎家族史,舌红,苔薄白。半年来交替外用激素软膏(尤卓尔、卤米松)、他克莫司软膏,口服抗过敏药物(氯雷他定片、西替利嗪片),早期可短期控制,现几无效果。西医诊断为结节性痒疹。中医诊断为马疥。辨证为太阳蓄水兼少阴阳郁证。治以宣通气机、化气行水。方用五苓散合四逆散加减。

处方:泽泻15g,白术10g,桂枝5g,茯苓10g,猪苓10g,柴胡10g,枳壳10g,赤芍10g,炙甘草10g。3剂,每日1剂,水煎服,并嘱家长照常服用家中既有药物。

二诊:3剂后,家长代诉患处已干涸,新发丘疹已消退,皮损有减轻之势,且患儿并未觉得药汁难喝。遂嘱之守方续服15剂。

三诊:上药服完后,患儿精神开朗,四肢、腰背部皮损大部分变平,未见新发皮损和新鲜抓痕,汗出及饮水减少。守方继服2周,外用药同前。1个月后随访,家长诉除"色印"未退外,余俱瘥。

按 赵炳南老中医称结节性痒疹为"顽湿聚结",乃禀赋不足之小儿常见多发病,先多表现为丘疹性荨麻疹,日久不愈而形成疣状结节,剧痒搔抓,继而呈现急性湿疹表现,治疗棘手。以除湿胃苓汤加连翘治疗此证,效果亦佳,"诸痛痒疮,皆属于心",连翘为疮家圣药,且有除烦之功,但方中黄柏、连翘味苦,小儿多不能耐受。本案患儿汗多、饮多,提示五苓散证;四肢皮损尤显,精神焦躁,舌质红,四逆散证显;结合前人痒疹治验,故以五苓散与四逆散合方,配合原西药治疗方案,竟有期外之功。尤为难得是2012年6月当地台风频至,淫雨连日,实为痒疹好发之季节,本案患儿竟未病情反复,虽偶有新发皮损,但再用上述方案,均轻松治愈。

柯琴《伤寒来苏集》言"只在六经上求根本,不在诸病名目上寻枝叶","原夫仲景之六经,为百病立法,不专为伤寒一科,伤寒、杂病,治无二理"。皮肤病的发生、发展过程中,皮损表现错综复杂,宜谨察病机,知其所属,发于机先而治之。仲景书字字可法,习之确有进退有序、左右逢源之妙,但宜注意诸病"受本难知,发则可变",六经为病时之六经,病愈则复不可见,不可先入为主,习用套方。此外,由于皮肤科临床特点,易形成重视局部而忽视整体之盲区,应注意局部病变着眼于全局而确定治法方药。总之,无论何种水液代谢失常疾病,只要符合五苓散证病机者,俱可用之。诚如《伤寒论汤证新编》指出:凡是津液运行失调引起的疾病,不管其疾病在什么部位,均可用本方加减取效。本方实际上是调节人体津液循行的方剂。此经方应用精髓所在,方证辨证既要掌握有是证用是方,又要掌握一方多证,使用经方应不拘何经,关键是把握病机,善于处方用药。

10. 皮肤病合并水肿症

◎案

某,男,60 岁。双下肢反复起疹伴疼痛 28 年。28 年前患者无明显诱因出现双下肢红肿疼痛、溃烂,某医院以"丹毒"长时间使用抗生素,并行"植皮术"后好转。28 年来一直存在下肢水肿,时有出现红斑伴疼痛,使用抗生素治疗可稍好转。2 个月前病情再次加重。症见:右下肢高度凹陷性水肿,并可见大片水肿性暗红斑,另可见长约 15cm 瘢痕。舌淡,苔白,脉弦滑。兼见口干欲饮,夜尿多。诊断为慢性复发性丹毒。辨证为气不化水、水饮内停。治以温阳化气、利湿行水。方用五苓散、三妙丸合凉血五根汤。

处方:牛膝、紫草根、白茅根、天花粉(瓜蒌根)和泽泻各 20g,黄柏、猪苓、茯苓、白术、茜草根和板蓝根各 15g,苍术和桂枝各 10g。3 剂,每日 1 剂,水煎服。

二诊:服药 3 天后患者疼痛明显减轻,水肿消退明显,红斑颜色变淡。7 天后诸症皆除。随访 3 个月无复发。

◎案

某,女,76 岁。左上肢水肿 5 年,起红疹伴痒 1 周。5 年前曾因"乳腺癌"行手术切除及淋巴结清扫术,之后患"丹毒",经治疗红斑以及疼痛症状好转,但左上肢水肿无好转,且自觉沉重感,在多家医院诊治无效。1 周前无明显诱因出现左上肢瘙痒,自用热盐水烫洗后出现红斑,红斑上见粟米大小红疹,瘙痒剧烈。症见:左上肢高度水肿,皮肤紧张,捏起困难,可见水肿性红斑,其上散在针头大小丘疹、斑丘疹。无汗,夜尿多,双眼睑轻度水肿,口干喜饮。舌质淡,苔白,右脉弦滑。西医诊断为淋巴水肿、接触性皮炎。中医诊断为水肿。辨证为气不行水。治以健脾利水。方用五苓散、五皮饮合麻黄汤加减。

处方:桂枝、麻黄、姜黄和桑枝各10g,茯苓30g,泽泻、白术和猪苓各20g,陈皮、茯苓皮和大腹皮各15g。7剂,每日1剂,水煎服。

二诊:服上药7剂后,患者左上肢红斑、丘疹、斑丘疹皮疹消退,水肿明显减轻,可见皱起皮纹,继服7剂,水肿进一步消退。

◎案

某,女,57岁。双下肢起疹伴疼痛1周。1个月前因长期站立出现双下肢疼痛,未重视,1周前发现双下肢起红疹伴水肿,疼痛逐渐加重,呈胀痛感,行走吃力,夜间难以入睡。近2日皮疹进一步增多,水肿加重。症见:双下肢可触及多数鸽蛋至核桃大小鲜红色结节,质硬,压痛(+),双下肢明显水肿,右侧尤甚。口干明显。舌质淡微胖,边有齿痕,苔白薄腻,脉细滑。西医诊断为结节性血管炎。中医诊断为水肿。辨证为湿热郁滞、气滞水停。治以清利湿热、行气利水。方用五苓散、三妙丸合凉血五根汤。

处方:牛膝、泽泻、紫草根、白茅根和天花粉各20g,黄柏、猪苓、茯苓、白术、茜草根和板蓝根各15g,苍术和桂枝各10g。7剂,每日1剂,水煎服。

二诊:服上药7天后水肿消退,结节基本消退,皮疹颜色转为淡褐色。继服7剂,皮疹颜色逐渐恢复正常。随访3个月无复发。

◎案

某,男,76岁。全身反复起疹伴痒两年半,加重2周。两年半前无明显诱因发现腹部、大腿内侧起蚕豆至钱币大小红斑,表面脱屑,伴瘙痒,某医院以"银屑病"予治疗,疗效不佳;在私人诊所口服中草药(具体药物不详)及肌内注射地塞米松针间断治疗1月余,皮疹部分消退,停药后皮疹又加重;其间多次在某医院治疗(用药不详),疗效不佳;2周前皮疹增多、加重,泛发全身;近2天来面部出现水肿,躯干四肢皮疹弥漫融合,双下肢肿痛明显,表面大量脱屑,无畏寒、发热不适。既往有脑萎缩、皮肤瘙痒症病史。系统检查未见异常。症见:头皮、躯干、四肢见大片状弥漫性浸润性暗红斑,表面覆大片状灰白色鳞屑;双小腿、双手足明显水肿;双足底见皲裂,局部有血性渗出物,触痛阳性;掌跖角化明显。西医诊断为红皮病型银屑病、红皮病低蛋白血症水肿。入院后查血 WBC 8.7×10^9/L,N 0.59,E 0.056 免疫球蛋白 E(IgE) 0.68g/L;肾功能、电解质分析均正常;ALB 28g/L,余正常。予甲氨蝶呤 15mg 静脉滴注,1 次/周,治疗 3 次后水肿性红斑明显消退,但水肿症状无明显改善。因患者周身水肿明显,尤以下肢为甚,自觉口干,夜尿 3 次,大便稀溏,舌淡胖,苔薄腻,脉滑。中医诊断为水肿。辨证为脾虚不能运化水湿,湿邪外泛于肌肤。治以健脾化湿、利水消肿。方用五苓散合五皮饮加减。

处方:五加皮、茯苓皮、泽泻、猪苓、防己、川牛膝、大腹皮和板蓝根各 20g,茯苓 30g,桂枝和甘草各 6g,白术、黄柏和陈皮各 15g。水煎服,每日 1 剂。

服药 9 剂后患者水肿基本消退。

按 太阳蓄水证病机为太阳表邪未解,内传太阳膀胱腑,致膀胱气化不利,水蓄下焦,而成太阳经腑同病,膀胱气化不利,则小便不利,水液蓄而不行以致津液不得输布。该条文已经阐明了五苓散为口渴欲饮、小便不利(相对自己平时多或少)为主症的蓄水证,临床见此类综合征皆可用之。慢性复发性丹毒、淋巴水肿、红皮病低蛋白血症水肿等 3 例患者均存在口干、夜尿多的证候,皆符合五苓散方证。沈金鳌在《杂病源流犀烛》中曾谈到:"胀肿门惟水病难治。其人必真火衰微,不能化生脾土,故水无所摄,泛滥于肌肉间。法惟助脾扶火,足以概之,而助脾扶火之剂,最妙是五苓散……每见先生治人水病,无不用五苓散加减,无不应手而愈,如响应者。"临床中使用五苓散治疗各病所致水肿,配合相应的引经药物用之多能奏效,若兼有小便不利,口渴欲饮之症用之更妙。4 例患者均存在不同程度的水肿症状,结合发生水肿的部位,下肢合用三妙丸(牛膝、黄柏、苍术)或根类药物;上肢加用姜黄、桑枝、桂枝等;全身皆肿可加用五皮饮(陈皮、茯苓皮、生姜皮、桑白皮、大腹皮)等,用之皆能奏效。另外慢性复发性丹毒和结节性血管炎患者处方完全相同,体现了中医异病同治的思想,见是证用是方,不拘泥于病种。五苓散加减治疗一些难治伴有水肿症状的皮肤病可能存在优势。

11.慢性湿疹

◎案

某,女,26 岁。2009 年 3 月 16 日初诊。主诉:手足间断出现红色皮疹 7 月余。患者于 1 年前 8 月开始,无明显诱因出现手足皮疹,主要位于指(趾)缝中,周围颜色淡红,严重时可有粟粒样透明小水疱,抓破后有清水渗出。症见:手足凉,无明显口干,不欲饮水,食纳可,经常便溏,小便调。月经正常,腹部喜温按。舌体胖大,边有齿痕,苔薄白、中后部稍腻,脉沉细。辨证为脾虚湿蕴。治以温阳健脾渗湿。方用五苓散合理中丸。

处方:茯苓 15g,猪苓 15g,泽泻 25g,桂枝 10g,白术 15g,干姜 10g,党参 10g,炙甘草 10g。7 剂,每日 1 剂,水煎服。

7 剂后,皮疹已不再起水疱,周围颜色稍减退。效不更方,继服 14 剂,湿疹基本消失,大便恢复正常。

按 本例患者有不欲饮水,苔白腻,便溏之症,为内有湿阻;同时因手足凉,腹部喜温喜按,故病机为脾阳虚弱,水湿内蕴。脾主四肢,现手足肌肤有水疱,触破有清水流出,结合他症,可视为脾阳虚弱,水蓄肌表之征象。《伤寒论》第 141 条"病在阳……肉上粟起……与五苓散",此处"肉上粟起"在临床上多可以表现为皮肤病相关症状。根据方证相应理论,方用五苓散合理中丸以温阳健脾渗湿。方中大量茯苓、泽泻、猪苓味淡渗利小便;白术、茯苓健脾除湿可促进水湿运化;干姜温中健脾化湿;桂枝既可温阳化气利水,又可疏表。全方外可通行腠理,内可化气行湿,表里兼治,故收良效。

第六节　耳鼻喉科疾病

1.梅尼埃病

内耳性眩晕症是临床常见病之一,系内耳淋巴积水所致,亦称梅尼埃病,以发作性眩晕、耳鸣及波动性听力减退为临床特征。

◎案

谢某,女,58岁,长春市人。2006年12月17日初诊。主诉:眩晕头痛20余年,加重1年。现病史:无明确原因引起眩晕头痛。20余年前始血压高低不稳,10余年前头痛加重,胸骨后、胃脘部不适,2年前出现晨僵,1年前眩晕加重。全身性浮肿,下肢严重。平素自觉胸闷,心悸,气短,大便干稀不调,头痛经常突然出现,以卧位加重或头右后部痛重为特征。经常失眠,小腹冷痛,腿部常有寒风吹拂感觉,恶寒明显。夜间手足易热,放在被外怕冷,缩回被内难忍其热,烦躁不安。胸骨后、胃脘部不适,自觉记忆力减退明显,反应迟钝。20年来不断在吉林省内各大医院求治,被诊断为高血压、冠心病、高脂血症、食管炎、慢性胃炎、神经衰弱、肾虚、心肾不交等。服用多种保健品,长时间服用核苷酸、维C银翘片、倍他乐克、珍菊降压片及其他多种降压药,效果始终不理想。近年来胸闷心悸、眩晕头痛、浮肿等症明显,依降压药血压维持在145/95mmHg左右。查:BP 152/92mmHg,HR 108次/min,律不整,间歇脉。身高160cm,体重64kg。颜面虚浮,口唇色暗,舌淡暗,齿痕明显,脉数而促,寸浮明显。下肢凹陷性浮肿、静脉曲张。某医院2006年5月22日头颅CT检查报告:透明膈威氏腔囊肿(厚约1.3cm)。既往相关检查结果遗失。中医诊断为眩晕、头痛、胸痹、水肿、失眠。辨证属脾虚湿盛兼瘀,寒热错杂。治以健脾利湿、寒热并用、通瘀活络。方用五苓散加减。

处方:夏枯草30g,丹参30g,茯苓30g,猪苓10g,车前草30g,泽泻30g,白芷10g,制附子10g,桂枝20g,威灵仙30g,独活10g,羌活10g,当归10g,苦参30g,陈皮10g。4剂,1.5日1剂,水煎,每日服3次。

二诊:BP 128/86mmHg,HR 90次/min,律不整,间歇脉1~2次/min。自觉诸症缓解明显,前方继用7剂。

三诊:BP 126/90mmHg,HR 72次/min,律不整,间歇脉1~2次/2min。因昨晚劳累而心悸、身痛、失眠又作,加煅龙骨、煅牡蛎。继用7剂。

四诊:BP 126/90mmHg,HR 84次/min,律不整,间歇脉1次/3min。舌淡红,齿痕微现,下肢浮肿、晨僵消失。继用7剂。

五诊:BP 118/84mmHg,HR 84次/min,律整。正值感冒,自量血压最高

126/86mmHg。行走快时仍觉心悸,但无期前收缩。治宜巩固疗效并兼治感冒,加金银花、连翘。以此调治至 2007 年 1 月 19 日,其间症状稳定,BP (118 ~ 126)/(80 ~ 84)mmHg,HR(80 ~ 84)次/min,律整。某医院 2007 年 1 月 19 日头颅 CT 检查报告:头部 CT 平扫未见异常。生化检验报告:GLU 5.29mmol/L, TRIG 1.63mmol/L,CHOL 4.58mmol/L,HDL 1.20mmol/L,LDL 2.99mmol/L。

按 本案的治疗以健脾利湿,寒热并用,通瘀活络为主,选用五苓散为主方,酌加化瘀之品。本案病证及辨证论治特点:一为湿:颜面虚浮,齿痕明显,下肢凹陷性浮肿。二为瘀:口唇色暗,舌淡暗,下肢静脉曲张。故以健脾利湿,寒热并用,通瘀活络为主要治法,方选五苓散为主,酌用化瘀药加减治疗。名老中医刘渡舟曾说:"三焦为人之气水通道,有出有入方为正常;若水之通道只入不出,水无出路,则必致水邪逆而向上,四处为患。水湿之邪,上冒清阳而为眩晕目蒙面肿;水饮凌心,可致胸憋心悸;水饮凌肺可致咳喘;水停中焦可致心下痞;水停下焦可致腿肿;这时,让水有出路,诸症方能解决。"因此,以五苓散利湿,使水湿之邪有出路,故诸症自除。本案最精彩之处在于:头部透明膈腔囊肿(厚约 1.3cm)仅用药 1 个月而消失。囊肿与湿密切相关,金明渊教授认为在慢性病中出现局部水液停留的病证用五苓散治疗往往收桴鼓之效。陈元也有同样观点:囊肿性疾病,归为水饮内停之证,五苓散加入化痰、祛瘀之品,能取得良好疗效。现代药理证实:五苓散具有调整头内某一侧的水肿和脑压的作用。

本案巧妙之处在于夏枯草、丹参、苦参。夏枯草清肝火而降血压,散郁结而治囊肿;丹参在本案中既降压、降脂、保护胃黏膜,又治冠心病、下肢静脉曲张,又活血祛瘀、破癥除瘕治囊肿;苦参传统用于清热燥湿、祛风杀虫,现代药理研究证实其有利尿、催眠、降压、抗溃疡、减慢心率、抗心律失常的作用,用于治疗顽固性期前收缩、顽固性不寐等。金东明教授以擅长治疑难病症扬名,其用药特色,可见一斑。

◎案

某,女,50 岁。患梅尼埃病 11 年。反复发作性眩晕,每次发作时多用西药 654 - 2、西比灵、维脑路通等治疗。本次发作已 7 天,用西药未见好转,患者视物旋转,如坐舟中,伴有恶心、呕吐、耳鸣、口渴不欲饮、胸满痞塞。检查:BP 120/80mmHg,眼球有水平样震颤,HR 80 次/min,律齐。舌质淡白,苔腻,脉滑。颈椎 MRI 检查未发现异常。专科检查:双鼓膜轻度内陷,音叉查左耳轻度感应性耳聋,对冷热水刺激无反应。西医诊断为梅尼埃病。中医诊断为眩晕。辨证为痰湿中阻、水饮上犯。治以健脾利水、除湿化痰。方用五苓散加味。

处方:白术、泽泻、猪苓、菊花、石菖蒲各 12g,茯苓、车前子(布包)各 15g,钩藤 20g,制半夏、桂枝、陈皮、天麻各 10g,生姜 3 片。3 剂,每日 1 剂,水煎服。

二诊:服上方 3 剂后,眩晕显著减轻,余症渐失。效不更方,守方继服 7 剂,眩晕停止,诸症悉除。为巩固疗效,预防复发,又服 20 剂。随访 1 年无复发。

按 梅尼埃病属于中医学"耳眩晕"范畴,多由脏腑功能损伤引起。本案显然为脾失健运,水湿内停之证。痰饮上犯清窍头目,则出现眩晕、视物旋转、耳鸣;痰湿阻遏中焦,干扰脾胃升降功能则出现恶心、呕吐、渴不欲饮、胸满痞塞;舌质淡白,苔腻,脉滑等主水湿停留。五苓散功专利水、健脾化湿,甚合此证,加车前子、制半夏、生姜、石菖蒲、陈皮以增加化湿和中之力;加菊花、钩藤、天麻以强化镇眩功能。诸药合用,俾清阳得升、浊阴下降、阴阳调和,诸症得除。

◎案

刘某,女,38 岁,外企职员。2009 年 4 月 28 日初诊。自述患梅尼埃病已 6 年,眩晕时作时止,每次发作多服用西药及输液治疗,此次发作已 6 天,输液及口服西药不见好转。症见:闭目静卧,视物旋转,如坐舟车,频频呕吐痰涎,面色苍白,心悸汗出,小便短少,舌淡胖,苔白滑,脉弦。中医诊断为眩晕。辨证为饮邪内停、清阳被阻。治以通阳化饮、降逆和胃。方用五苓散加减。

处方:猪苓 15g,泽泻 20g,白术 15g,茯苓 15g,桂枝 10g,山茱萸 12g,太子参 12g,生姜 3 片,大枣 4 枚。3 剂,每日 1 剂,水煎服。

二诊:5 月 1 日。头晕大减,呕吐已止,心悸停,小便增多。效不更方,原方 3 剂,水煎温服。

三诊:5月4日。诸症消失,病已痊愈。为防复发,嘱其继服香砂六君子汤6剂,以资巩固。随访至今未再复发。

按 此类患者多有眩晕、恶心呕吐、闭目难睁等症。中医理论认为,由于水饮之邪停留于中焦,水饮中阻、清阳不升,故头昏目眩,闭目难睁,气机升降失调则胃气上逆出现恶心呕吐。本方治疗此类患者35例,疗效非凡。以泽泻为君直领阴水之气下行;恐水气下而复上,利用白术、茯苓以培土制水;用桂枝温阳化气使体内气化功能恢复,清阳上升,浊阴下降,诸症皆除。

2. 神经性耳鸣

◎案

郭某,女,73岁。因"耳鸣3年"为主诉就诊。症见:耳鸣如蝉,影响听力,有时声音较大,以手按之无明显变化。头昏,口干,腰痛,双下肢乏力,大便稀,白天尿少,夜尿频3~4次。舌质淡红,苔白,脉弱。患者曾到五官科检查,未查见异常。中医诊断为耳鸣。辨证分析为肾虚精亏,肾阳不足,精不化气,膀胱气化失司,水液分布异常,水蒙耳窍则致耳鸣,水液上犯清阳则头昏。津液不得润泽口腔,则口干,肾阳亏虚,膀胱开合失司,则白天尿少,夜尿频。舌质淡红,苔白,脉弱为阳虚的表现。治以针刺百会、四神聪、头维、耳门、听会、侠溪、中渚,艾条局部温针灸,留针30min,每天1次,同时予中药五苓散,考虑患者年老肾虚,加淫羊藿、菟丝子以温补肾阳。

处方:茯苓60g,猪苓60g,泽泻60g,桂枝25g,炒白术30g,淫羊藿30g,菟丝子30g。4剂,每日1剂,水煎400ml,分3次服。

二诊:服上药4剂后,患者感头昏有明显好转,夜尿有所减少,于原方加丹参30g,继服7剂,患者感耳鸣程度有明显减轻,口干有明显改善。

第七节 眼科疾病

1. 白内障术后角膜水肿

◎案

某,女,41 岁。2010 年 11 月 5 日初诊。主诉:右眼肿胀 1 周余。患者右眼白内障,1 个月前行超声乳化手术治疗,已康复。1 周前因用眼过度,不小心按揉右眼,出现右眼部稍肿,自觉角膜部分发胀,晨起右眼角有渗出黏液。夜间口渴饮水,有贫血及子宫肌瘤病史,月经量少,色暗,纳可,寐可,小便量少,大便调。舌淡暗,苔薄白,脉沉滑。中医诊断为水肿。辨证为血瘀水停。治以利水养血祛瘀。方用五苓散合桂枝茯苓丸、四物汤加味。

处方:泽泻 25g,猪苓 15g,茯苓 15g,白术 15g,桂枝 10g,桃仁 20g,白芍 15g,牡丹皮 10g,熟地黄 15g,当归 20g,川芎 10g,茺蔚子 10g。7 剂,每日 1 剂,水煎服。

二诊:右眼角已无渗出黏液,眼肿已无,仍偶自觉角膜发胀。口渴缓,小便增,纳可,寐可,大便调。舌暗红,边有齿痕,苔薄白。上方去白芍、熟地黄、当归、川芎,其余药味不变,继服 7 剂。

三诊:患者诉眼部症状已全无,二便调。因欲调理妇科疾病,辨证施治,处以他方。

按 《金匮要略·水气病脉证并治》第 19 条曰:"经为血,血不利则为水。"现白内障术后,易损伤血分,则血瘀络外,同时血不利则化为水湿,瘀与水湿互结,水湿停聚,最终形成角膜水肿,故治以活血利水。因患者有口渴、小便不利等水液输布障碍典型症状,且有子宫肌瘤病史,月经量少,也符合血瘀水停之病机,故选用合方以治之,以达利水养血祛瘀之功。五苓散出自张仲景《伤寒论》,由猪苓、泽泻、白术、茯苓、桂枝组成,具有健脾渗湿、通阳解表的作用,后世医家多谓此方主治太阳病膀胱蓄水证。该方是调节全身水液代谢的基本方,"蓄水证"并不仅局限于膀胱,可以蓄于机体任何一处。《素问·经脉别论》曰"饮入于胃,游溢精气,上输于脾,脾气散精,上归于肺,通调水道,下输膀胱,水精四布,五经并行",可见水液代谢与胃、肺、脾、膀胱均关系密切。发生水液障碍可上见口渴欲饮或水逆,下见小便不利、大便稀,内见胃肠水鸣,而外见局部水肿。即"口渴而小便不利"只是本方证的全身表现,但同时可有相应的局部蓄水证的表现。而抓住该局部特征,则可以扩大该方在临床中的应用,尤其是外科领域。另外,袁红霞教授临床上发现,按照原方的比例,即泽泻、猪苓、茯苓、白术、桂枝比例为5:3:3:3:2时,疗效最好。可见临床应用经方时,药物之间的比例均应遵照原方比例,方能体现制方之精神,而获确切疗效。

2. 视网膜静脉阻塞继发黄斑水肿

◎案

某,女,57岁。2010年1月27日初诊。右眼视力下降,视物变形2年9个月。2007年4月,右眼视力突然下降,伴有视物变形,诊断为右眼视网膜颞上分支静脉阻塞,黄斑水肿。来医院就诊前已行视网膜光凝治疗,先后7次行玻璃体腔注射曲安奈德和Avastin(最后一次注射时间为2008年12月),黄斑水肿反复发作。患者不愿再行玻璃体腔注射药物,寻求中医治疗。患者患糖尿病6年,口服降糖药,血糖控制良好。彩色多普勒超声检查:眼动脉、颈内动脉颅外段及虹吸段未见异常。眼压:右眼19.2mmHg,左眼18.7mmHg。右眼角膜清亮,前房中等深度,瞳孔圆,对光反射存在,晶状体未见混浊,右眼眼底:视盘边界清,色淡红,颞上视网膜散在光凝斑,黄斑区水肿。OCT:右眼黄斑囊样水肿,水肿高度504μm。FFA:右眼黄斑区荧光渗漏,囊样水肿。患者全身无明显不适症状,舌淡红,苔薄白,脉细。西医诊断为右眼视网膜分支静脉阻塞、右眼黄斑水肿、2型糖尿病。中医辨证为眼底水肿。辨证为水湿内停。治以利水渗湿。方用五苓散合二陈汤加味。

处方:猪苓20g,茯苓20g,泽泻10g,桂枝10g,白术10g,陈皮10g,法半夏10g,车前子30g(包煎),薏苡仁20g,生牡蛎20g,柴胡10g,枳壳10g,丹参20g,川芎10g。每日1剂,水煎早晚分服,连续服药。

二诊:2010 年 3 月 10 日。右眼矫正视力 0.2,仍有视物变形。OCT:右眼黄斑水肿降为 408μm。继续维持原方治疗,期间患者睡眠梦多,加炒酸枣仁 10g。

三诊:2010 年 4 月 21 日。黄斑水肿消退,黄斑形态基本正常,OCT:黄斑厚度 278μm。患者一直坚持服药。

四诊:2010 年 6 月 2 日。复查右眼矫正视力 0.4,视物变形减轻,右眼眼底:黄斑水肿消退,OCT:右眼黄斑形态基本正常,中央厚度为 265μm。FFA检查:右眼黄斑区无荧光渗漏。其后患者停服汤药,间断服用银杏叶胶囊、夏枯草胶囊,每次各 1 片,每日 3 次。患者病情始终平稳,轻度视物变形,病情未再复发。

五诊:2011 年 2 月 23 日。复查右眼 OCT:黄斑形态正常,中央厚度 229μm。

六诊:2012 年 5 月 9 日复查。右眼视力 0.4,右眼 OCT:黄斑形态正常,中央厚度 229μm。

第八节 其 他

1. 遗精

遗精是指不因性交而精液自行泄出的病症,有生理性与病理性的不同。中医将精液自遗现象称遗精或失精。有梦而遗者名为梦遗,无梦而遗,甚至清醒时精液自行滑出者为滑精。多由肾虚精关不固,或心肾不交,或湿热下注所致。

◎案

某,男,27 岁。2014 年 12 月 7 日初诊。自诉阳痿,遗精,平均每 3 天遗精 1 次,偶尔腰痛,口略干,口渴,饮而不解,尿频、尿不尽,舌淡,苔白腻,脉弦细。中医辨证为太阳、阳明、太阴合病。治以健脾利湿、固肾敛精。方用五苓散加减。

处方:桂枝 10g,茯苓 12g,猪苓 10g,苍术 10g,泽泻 10g,生龙骨、生牡蛎各 15g。3 剂,每日 1 剂,水煎服。

服药后患者阳痿明显好转,遗精消失,略腰痛,口略干,尿频、尿不尽等症状消失,后给予赤小豆当归散,5 剂,水煎,每日分 2 次服用,目前已痊愈。

按 后世治疗阳痿症状多以桂枝、附加虫类药,然该证患者乃外邪内饮所致,故据《伤寒论》辨证为太阳、阳明、太阴合病,给予五苓散加减获得疗效。

2. 前列腺炎

前列腺炎是一种男性常见病,患者以青壮年为主,是一种急慢性炎症,主要是由前列腺特异性和非特异感染所致而引发的局部或全身症状。主要表现为尿道刺激症状和慢性盆腔疼痛,可出现会阴、耻骨上区、腹股沟区、生殖器疼痛不适,排尿时有烧灼感、尿急、尿频、排尿疼痛,还可以伴有排尿终末血尿或尿道脓性分泌物。

该病在中医学属于"白浊""精浊"等范畴。中医认为该病是由于"下焦湿热""气化失调"所引起。

◎案

方某,男,43 岁。1965 年 12 月 7 日初诊。3 个月来尿不尽、尿频、阴囊抽缩,曾查前列腺液,白细胞 15～20 个/高倍视野,卵磷脂小体(＋＋),西医诊断为慢性前列腺炎,西药治疗,疗效不明显。后转中医诊治,以补肾、疏肝等治疗,症不减反加重。症见:常腰痛,小便不畅,尿不尽,尿频,食后则少腹拘急、晕眩、阴囊和阴茎挛缩,恶寒、头晕加重,舌苔白,脉细弦。中医诊断为淋证。辨证为外寒内饮。治以温阳化气、行气利水。方用五苓散加减。

处方:桂枝 9g,茯苓 12g,泽泻 15g,猪苓 9g,苍术 9g。3 剂,每日 1 剂,水煎服。

二诊:上方服 3 剂症减,继原方服 6 剂,诸症基本消除。

按 前列腺炎者,前阴为总筋所聚,肝肾所主,一般遇阴缩挛急,要想到补肝益肾。但本例慢性前列腺炎为水饮为患,且呈外寒内饮之证,补则激动内饮,饮邪上犯,故现心中不安、头晕、目眩,正邪交争,内外皆急,故恶寒、腹拘急、囊缩挛急,此时唯有在解表的同时利水,方能使表解水去,五苓散正是这种作用。

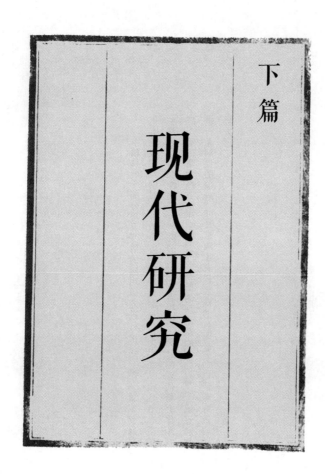

下篇

现代研究

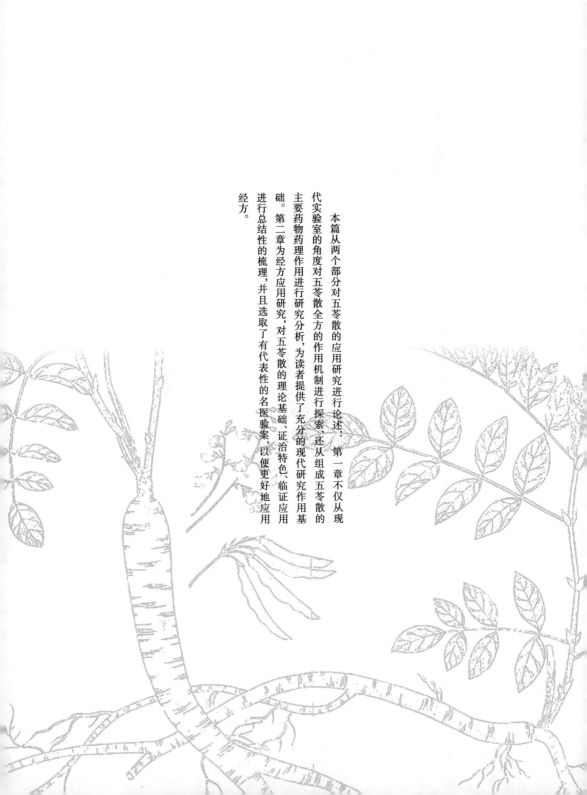

本篇从两个部分对五苓散的应用研究进行论述：第一章不仅从现代实验室的角度对五苓散全方的作用机制进行探索，还从组成五苓散的主要药物药理作用进行研究分析，为读者提供了充分的现代研究作用基础。第二章为经方应用研究，对五苓散的理论基础、证治特色、临证应用进行总结性的梳理，并且选取了有代表性的名医验案，以便更好地应用经方。

第一章　现代实验室研究

第一节　五苓散全方研究

一、五苓散对泌尿系统的作用

五苓散对水液代谢有双向调节作用。实验研究表明五苓散对脱水状态的机体呈现抗利尿作用,而对水肿状态的机体则显示利尿作用。

二、五苓散对消化系统的作用

五苓散对排便具有双向调节作用,常加味治疗便秘或泄泻。现代应用经方五苓散,通过利尿方法治疗多种原因导致的腹泻,都有较好的疗效。

三、五苓散对心血管系统的作用

高血压是最常见的心血管病之一,选用安全、有效且价廉的抗高血压药物以满足长期使用十分必要。利尿药一直被 WHO 推荐为治疗高血压的首选药物之一,但长期应用后导致的电解质紊乱是其难以克服的不良反应。五苓散源自汉代张仲景的《伤寒杂病论》,药用茯苓、泽泻、桂枝、猪苓、白术,为温阳利水、健脾补肾名方,是中药利水剂的代表方剂。药理研究证实,五苓散利水温和持久而不致电解质紊乱,对肾性高血压有一定疗效。

第二节 主要组成药物的药理研究

一、泽泻

1. 降血糖

杨新波等研究了泽泻水提醇沉提取物(RAE)对链脲佐菌素(STZ)糖尿病小鼠的治疗和保护作用,发现 RAE 治疗给药可显著降低 STZ 糖尿病小鼠的血糖和三酰甘油(TG);防治给药可明显对抗 STZ 诱发的血糖升高及胰岛组织学改变,并能升高血清胰岛素水平。表明 RAE 对 STZ 糖尿病小鼠有明显的治疗和保护作用。而且,RAE 可使正常小鼠血糖明显降低,用药 7 天可使四氧嘧啶小鼠血糖和 TG 降低,还可升高血清胰岛素水平及对抗四氧嘧啶诱发的胰淀粉酶降低。此外,RAE 具有明显的降血糖和降血脂作用,并能保护胰岛组织免受损伤,分析 RAE 降低血糖作用与促进胰岛素的释放有关。

2. 降血脂

张春海等比较泽泻水提物与醇提物对肥胖小鼠血清中总胆固醇(TC)、TG 及高密度脂蛋白 - 胆固醇(HDL - C)浓度的影响。结果表明,泽泻水提物、醇提物均能显著降低肥胖小鼠模型血清中 TC、TG 的浓度,升高 HDL - C 的浓度。提示泽泻水提物和醇提物对肥胖小鼠均有降血脂的作用,但二者对脂代谢的影响没有显著的优劣差异。

3. 抑制尿结石形成

在有效部位方面,曹正国等研究了泽泻不同溶剂提取物对大鼠尿草酸钙结石形成的影响,认为泽泻乙酸乙酯浸膏能抑制实验性高草酸尿症大鼠尿草酸钙晶体的形成,是泽泻抑制尿草酸钙结石形成的有效部位。

4．抗动脉粥样硬化

李开军等研究了泽泻提取物对高同型半胱氨酸(Hcy)血症家兔血液中总的同型半胱氨酸(Hcy)、谷胱甘肽、TC、TG 水平的影响,认为泽泻抗 Hcy 诱导的 As 作用可能与其能升高谷胱甘肽水平有关。而张力华等研究了泽泻提取物对 Hcy 血症家兔血液中部分氧化及抗氧化因子的影响。结果表明,泽泻提取物可能通过降低 iNO 活性,抑制过氧化,防止 AS 的产生。

二、桂枝

1．抑菌作用

韩爱霞等将 100% 桂枝浸出液滤纸片对金黄色葡萄球菌、白色葡萄球菌、绿脓杆菌、变形杆菌、甲型链球菌、乙型链球菌抑菌作用进行了研究。结果表明桂枝在体外对以上细菌均有明显的抑菌作用。

2．抗炎、抗过敏作用

桂枝挥发油对急慢性和免疫损伤性炎症均有显著的拮抗作用,其作用与抑制花生四烯酸代谢、影响炎症介质生成及抗氧化等有关。

3．抗肿瘤作用

桂枝中桂皮醛具有良好的体内体外抗肿瘤效果,其机制主要涉及对肿瘤细胞的细胞毒作用和诱导肿瘤细胞产生凋亡。对体外培养的人皮肤黑素瘤、乳腺癌、食管癌、宫颈癌、肾癌、肝细胞瘤细胞的增殖具有良好的抑制作用,在适当剂量范围内可以保护和恢复荷瘤小鼠的免疫功能;桂皮醛能有效对抗小鼠 S－180 实体瘤,对人肿瘤细胞发挥细胞毒作用的同时,也能诱导其发生细胞凋亡,且在一定剂量范围内具有保护和恢复机体免疫功能的作用。桂皮醛对胃癌裸鼠移植瘤模型,以不同浓度腹腔注射并与卡铂治疗比较,结果显示桂皮醛体内抗肿瘤作用明显,其机制与抑制肿瘤细胞增殖、诱导细胞凋亡有关。

4．抗病毒作用

汤奇等采用鸡胚法,观察桂枝挥发油和桂皮醛抗流感病毒生长的作用,结果显示桂枝挥发油、桂皮醛具有良好的抗流感病毒作用,以治疗方式给药效果相对为优,桂皮醛可能是其抗病毒效应的主要成分之一。

5. 利尿作用

采用含桂枝的五苓散提取液以 0.25g/kg 的剂量给麻醉犬静脉注射,可使犬尿量明显增加,单用桂枝(静脉注射剂量为 0.029g/kg)利尿作用比其他四药单用显著,故认为桂枝是五苓散中主要利尿成分之一。

6. 扩张血管、促进发汗作用

现代医学认为桂枝中主要成分桂皮醛、桂皮酸钠具有扩张血管、促进发汗的作用,常与麻黄相须为用,以增强全方的发汗解表之功。研究证实桂枝汤具有扩张血管和促进发汗的作用。桂枝乙醇提取物对大鼠离体胸主动脉环的舒张血管作用具有非内皮依赖性,其机制可能与抑制血管平滑肌细胞内质网储存钙的释放有关。

7. 降压作用

桂皮醛静脉连续给药后对麻醉大鼠心率、血压、左室收缩压、左室舒张压、左室最大压力变化速率等血流动力学指标的影响,结果显示桂皮醛在 120～360mg/kg 剂量范围内呈剂量依赖性降低。桂皮醛对麻醉大鼠的心率具有显著抑制作用,对血压具有降低作用且可能与其对心肌的负性变时、变力效应和舒张血管作用有关。研究亦表明桂皮醛对氧自由基诱导的自发性高血压大鼠离体主动脉收缩也有抑制作用。

8. 解热、解痉镇痛作用

药理学研究证实,桂枝具有明显的镇痛解痉作用,因能作用于大脑感觉中枢,提高痛阈而具有镇痛效果。唐伟军等采用热板法和扭体法观察桂枝对小鼠热致痛和醋酸致痛的作用,结果显示桂枝对热致痛小鼠可明显延长其痛阈时间,对小鼠醋酸所致的疼痛,有显著的拮抗作用,以桂枝醇提液镇痛明显,与颅痛定无显著性差异($P > 0.05$),桂枝水提液镇痛效应与颅痛定有显著差异($P < 0.05$),提示桂枝中镇痛有效成分为醇溶性物质。

9. 镇静、抗惊厥作用

桂枝中桂皮醛化合物具有镇静和抗惊厥作用。研究表明小鼠给予桂皮醛后,其自主活动减少,可增加巴比妥类药物的作用,同时对抗苯丙胺的作用,拮抗士的宁作用,降低烟碱致惊厥,抑制听源性惊厥等。

10. 抗血小板聚集、抗凝血作用

研究发现桂皮醛在体外能够明显抑制胶原蛋白和凝血酶诱导的大鼠血浆中血小板的聚集,在体内能够显著延长小鼠断尾后的出、凝血时间,减轻大鼠动-静脉旁路丝线上血栓的质量,说明桂皮醛具有明显抗血小板聚集和体内抗血栓作用。其机制可能与抑制血栓烷素 A2 的形成,进而抑制血小板聚集有关。

三、茯苓

1. 抗肿瘤作用

陈宏等发现茯苓多糖能增强肿瘤坏死因子活性和自然杀伤细胞活性,肿瘤坏死因子是巨噬细胞分泌的一种多糖,它能直接参与单核细胞对肿瘤细胞的杀伤,且通过抑制基因转录活性,特异地降低 mcy 基因 mRNA 的表达水平,使 HLA 的 mRNA 表达水平增高,增强细胞免疫系统尤其是 CTL 活性,间接起到杀伤肿瘤细胞的作用。

2. 保肝作用

茯苓中茯苓醇、茯苓多糖和茯苓三萜均有保肝作用,其中茯苓醇主要是促进肝内胶原纤维降解与重吸收,缓解肝硬变结节程度达到保肝效果。茯苓多糖主要是通过抑制 IL-1β、TNF-α 的 mRNA 表达,提高 IL-4mRNA 表达,以免疫调节的方式起到保肝作用。茯苓三萜则是降低小鼠血清中 AST、ALT 活性达到保肝效果。

3. 利尿作用

刘儒林等推测茯苓有可能是通过增加细胞内 K^+ 含量,改变细胞内渗透压而发挥渗湿利水作用的。

4. 抗衰老作用

羟脯氨酸是真皮内丰富且稳定的氨基酸,其含量能作为胶原纤维含量

指标,故羟脯氨酸可以指示皮肤的老化程度,于凌等发现茯苓能通过提高大鼠皮肤中羟脯氨酸的含量,增加真皮内的胶原纤维,起到延缓皮肤衰老的作用。茯苓中的羟脯氨酸能增加皮肤内的胶原纤维达到延缓皮肤衰老的效果。茯苓多糖和茯苓三萜均是通过增强超氧化物歧化酶活性、降低过氧化酶活性达到抗氧化能力提升的效果,起到抗衰老的作用。

5. 抗炎作用

茯苓对急慢性炎症均有抑制作用。侯安继等试验证明茯苓多糖能抑制棉球造成的大鼠皮下肉芽肿的形成,且小剂量的茯苓多糖能抑制二甲苯造成的小鼠耳肿。汪电雷等研究发现茯苓总三萜能减轻角叉菜胶致使的大鼠足爪肿胀和棉球造成的大鼠肉芽肿,且能明显抑制二甲苯造成的小鼠耳肿胀和冰醋酸引起的腹腔毛细血管渗出。

6. 降血脂作用

郑彩云通过试验证明茯苓多糖能够降低四氧嘧啶诱导糖尿病模型大鼠肝脏中丙二醛含量,增加超氧化物歧化酶,且与糖尿病模型大鼠的血糖呈拮抗关系,与处理浓度和时间呈正相关性,显示出茯苓多糖具有抗脂质过氧化和降血糖的作用。李骥等通过试验证明茯苓能降低大鼠血浆内三酰甘油、血浆总胆固醇和低密度脂蛋白胆固醇。苗华等通过试验也证明了茯苓能显著降低大鼠血清总胆固醇、三酰甘油和低密度脂蛋白胆固醇,同时提高低密度脂蛋白胆固醇水平。

7. 增强免疫

邓媛媛等通过建立小鼠免疫低下模型,证明茯苓调节免疫功能的物质基础主要为三萜类、水溶性多糖及酸性多糖。杨吉成等通过试验证明羧甲基茯苓多糖培养外周血淋巴细胞,IL-2、TNF、IL-6、IFN-γ效价增高,显示出羧甲基茯苓多糖对 IL-2、TNF、IL-6、IFN-γ 有较强的促诱生效应。张秀军等通过试验证明羧甲基茯苓多糖静脉注射剂量和体外给药时对小鼠脾淋巴细胞增殖均有明显的促进作用,其能提高淋巴细胞和巨噬细胞的功能,起到增强免疫的作用。

四、白术

1. 对消化系统的作用

白术有健脾益气、调节胃肠运动的功能。张奕强等研究表明白术内酯类物质有抑制大鼠胃肠运动的作用,对 Ach 引起的回肠痉挛、子宫收缩及心脏抑制有显著的拮抗作用,非竞争性拮抗 His 的致大鼠回肠痉挛。白术还可通过影响胃肠道 AchE、SP 阳性神经的分布促进胃肠道运动。现又有研究表明白术具有促进肠道菌群中的有益菌双歧杆菌和乳杆菌的增殖、改善肠道内菌群状况的功能。

2. 对免疫系统的作用

白术对免疫系统的作用主要是抗炎、抗肿瘤、抗氧化。白术中的芹烷二烯酮、苍术酮和白术内酯Ⅰ、白术内酯Ⅱ、白术内酯Ⅲ均具有一定的抗炎活性。李翠琴等发现白术石油醚部位以及白术内脂Ⅰ等为其抗炎有效部位和活性成分。白术能有效抑制肿瘤细胞的生长,其中的白术内酯和挥发油是抗肿瘤的活性成分。白术中的苍术酮、白术内酯Ⅰ和白术内酯Ⅲ可诱导 HL‑60 和 P‑388 肿瘤细胞凋亡发挥细胞毒作用。Huang 等发现白术甲醇提取物能够诱导人 T 淋巴瘤 Jurkat 细胞、U937 和 HL‑60 白血病细胞凋亡,而达到抗肿瘤的作用。

3. 对泌尿系统的作用

白术属植物具有利尿作用,其主要活性成分为苍术酮,它可强烈抑制 Na^+、K^+‑ATP 酶的活性,从而减少该输送功能提供细胞内 Na^+、K^+ 的交流。白术水煎液单次给药对正常小鼠不表现出利尿作用,但中、高剂量白术水煎液灌胃却表现出一定的抗利尿作用。

4. 其他作用

白术有降血糖的作用。白术糖复合物 AMP‑B 能显著降低四氧嘧啶糖尿病大鼠血糖水平,减少糖尿病大鼠的饮水量和耗食量。白术甲醇提取物具有抑制大鼠肠道内 α‑葡萄糖苷酶的活性。白术挥发油能够通过降低重复性刺激引起的乙酰胆碱的再生释放对抗新斯的明诱导的神经肌肉障碍，研究表明与 β-桉油醇有关。此外，白术可以维持妊娠期间子宫平滑肌细胞的静息状态以预防早产。白术还有抗凝血、镇静等作用。

五、猪苓

1. 利尿

猪苓煎剂相当于生药(0.25～0.5)g/kg，静脉注射或肌内注射，对不麻醉犬具有比较明显的利尿作用，并能促进 Na、K、Cl 等电解质的排出。这可能是其抑制肾小管重吸收的结果。

2. 抗肿瘤作用

从猪苓菌核中分离得水溶性葡萄糖，药理实验证明能明显地抑制小鼠肉瘤 S-180 的生长，并证明最合适的剂量为每日(0.25～1)mg/kg。对荷肝癌 H22 小鼠肝脏糖代谢和肾上腺皮质功能的作用研究提示猪苓多糖有"适应原"作用，这可能是其抗肿瘤作用的一个药理基础。对实验性膀胱肿瘤有抑制作用：雌性大鼠给予致癌剂 BBN 溶液 0.25ml(90mg)灌胃，每周 2 次，12 周，每只 BBN 总剂量为 2.16g；同时以猪苓干粉 90g/kg 喂养，30 周后处死。结果表明猪苓对 BBN 膀胱癌的发生具有较显著的抑制作用，而无明显不良反应。

3. 抗诱变作用

张辉等利用猪苓多糖对环磷酰胺诱发小鼠体内骨髓红细胞的微核试验结果表明，猪苓多糖对环磷酰胺所产生的微核有一定的抑制作用，能降低环磷酰胺的致突变功效，并抑制突变细胞的有丝分裂，减少微核的产生，稳定和促进 DNA 的修复，具有抗诱变作用。

4. 抗菌作用

猪苓的醇提取液对金黄色葡萄球菌、大肠杆菌有抑制作用。

第二章　经方应用研究

第一节　五苓散衍方概述

五苓散为医圣张仲景所创,见于《伤寒论》及《金匮要略》。历代医家都很重视对本方的研究和应用,在各方面都有较大发展。后世在该方的基础上加减变化,更是多得难以计数。

加茵陈、木通、滑石、黄芩、黄连等清热祛湿药,以治湿与热合者,如《卫生宝鉴》卷 17 用其加滑石、琥珀、炙甘草(以桂心代桂枝),名茯苓琥珀汤,治湿热内蕴、小便频数、脐腹胀痛、腰腿沉重等。

加滑石、石膏等祛暑利湿药,以治暑湿为患者,如《皇帝素问宣明论方》卷 6 用其加石膏、滑石、寒水石、炙甘草(以肉桂代桂枝),名桂苓甘露饮,治中暑受湿、头痛发热、烦渴引饮、霍乱吐下、腹痛满闷、小儿吐利等。

加干姜、苍术等温化寒湿药,以治湿与寒结者,如《备急千金要方》卷 10 用其减猪苓加干姜、杜仲、牛膝、甘草(以桂心代桂枝),名肾着散,治身体重、腰中冷、如水洗状、不渴、小便不利等。

《医方集解·利湿之剂》用其加苍术,名苍桂五苓散,治寒湿证。

加车前子,平胃散等祛湿药,以治湿浊壅盛者,如《丹溪心法》卷 4 用其与平胃散相合,名胃苓汤,治伤湿停食、脘腹胀闷、小便短少等。

加羌活、防风、柴胡等祛风解表药,以治兼表证者,如《景岳全书·古方八阵》卷 54 用其加羌活,各加味五苓散,治风湿寒湿、湿盛身痛、小便不利、体痛发热等。

加人参、麦冬、阿胶等扶正固本药以治兼正虚者,如《证治要诀类方》卷1用其加人参,名春泽汤,治伤暑气虚等。

加厚朴、陈皮、川楝子、小茴香等理气导滞药,以治兼气滞者,如《医宗金鉴·杂病心法要诀》卷42用其加川楝子、小茴香,名茴楝五苓散,治膀胱水疝、小便不利等。

《太平惠民和剂局方》卷2用其加辰砂以安神定志(以赤茯苓代茯苓,肉桂代桂枝),名辰砂五苓散,治头痛发热、心胸郁闷、唇口干焦、神志昏沉等。

《丹溪心法》卷2减桂枝名四苓散,治脾虚湿盛、水泻、小便短少等。

第二节　衍方各论及名医验案

一、茵陈五苓散

方源:《金匮要略》

组成:茯苓,猪苓,泽泻,白术,桂枝,茵陈末十分。

功效:利湿退黄。

主治:湿热黄疸,湿重于热,见小便不利者。

方解:本方具有清热利湿退黄之功,主治湿热黄疸而湿重于热者。症见身目俱黄、小便不利、头重身困、胸脘痞满、口淡不渴、恶油腻、腹胀便溏、舌苔黄腻或淡黄、脉濡稍弱或濡缓等。方中茵陈苦寒,入肝胆,清热利湿退黄,为黄疸必用之品,五苓散利水渗湿。

医案精选（胡希恕）

◎案

费某,男,46岁。1985年8月20日初诊。1961年发现急性黄疸型肝炎,不断治疗,病情反复。近6个月来,出现腹胀、腹水,某医院查有食管胃底曲张、脾大,诊断为肝硬化腹水,服西药症状反而加重,而求中医治疗。症见：腹胀甚，胸胁满，纳差，嗳气，头晕眼花，口干稍苦，有时鼻衄，舌苔白，脉沉弦滑。中医诊断为鼓胀。辨证为血虚水盛、郁久化热。治以养血利水。方用小柴胡茵陈汤、当归芍药散合五苓散加减。

处方：柴胡12g，桂枝9g，黄芩9g，天花粉12g，茵陈24g，干姜6g，炙甘草6g，生牡蛎9g，当归9g，川芎9g，白芍9g，苍术9g，泽泻15g，茯苓12g，生地黄炭9g，阿胶9g。14剂，每日1剂，水煎服。

二诊：9月4日。口苦咽干已，鼻衄未作，腹胀稍减，改服茯苓饮、当归芍药散合五苓散加减。

处方：茯苓12g，党参9g，枳壳9g，陈皮30g，苍术9g，当归9g，白芍9g，川芎6g，桂枝9g，砂仁9g，木香9g，大腹皮9g，木瓜9g。

上药加减5个月余，腹胀腹满已不明显，下肢水肿消，腹水明显减少。嘱其回原籍继续服药，并加服鳖甲煎丸，以图进一步好转。

◎案

某，男，26岁。1990年7月12日初诊。自述恶心，纳呆，尿黄，眼球黄20余日，虽经西医药输液治疗，但效果不佳。现症：神疲乏力，右胁胀疼，中脘闷窒，小便涉少呈浓茶色，大便溏而不爽，舌苔厚而滑腻，脉濡。肝功能：黄疸指数（Ⅱ）40单位，麝香草酚浊度试验（TTT）26单位，硫酸锌浊度（ZnT）22单位，谷丙转氨酶（GPT）200单位。体格检查：皮肤、巩膜黄染，肝区叩击痛（＋＋），腹软，肝肋下一横指，脾未触及。中医诊断为黄疸。辨证为湿热郁滞、湿胜于热。治以利湿化浊、清热退黄。方用茵陈五苓散加减。

处方：猪苓15g，泽泻15g，白术12g，茯苓20g，茵陈30g，泽兰15g，车前子15g（包煎），郁金10g。5剂，每日1剂，水煎服。

二诊：7月18日。述服药后尿量增多，尿色转淡，精神好转，食欲增加，效不更方，原方继服10剂。

三诊：7月24日。黄疸消退，小便清，大便成形，纳谷大增，复查肝功能已正常。嘱其用茵陈、大枣、白茅根水煎代茶饮，以清余邪。

按 《金匮要略·黄疸病脉证并治》"诸病黄家，但利其小便"。此条提出了治疗黄疸病的大法应以清热利湿、通利小便为主。此例患者为急性黄疸型肝炎，中医辨证为湿热内蕴，湿胜于热，由于湿遏热壅，胆汁不循常道，溢于肌肤,故身目俱黄。湿困脾胃,浊邪不化,脾胃运化功能受阻,故呕恶、厌食、腹胀便溏。五苓散中泽泻、猪苓、茯苓淡渗利湿,白术苦温,健脾运湿,桂枝辛温,通阳化气行水。茵陈清热化湿,泽兰活血利水,郁金开郁止痛,诸药合用则利湿化浊,解郁清热,使体内湿有去路,热无所附则湿热之邪自解,黄疸自除,因方证合拍,故病愈也速。

二、四苓散

方源:《丹溪心法》

组成:白术,茯苓,猪苓各一两半,泽泻二两半。

功效:健脾利湿。

主治:湿伤脾胃,大便溏薄,小便不利。

脾胃运化失常,故湿生于内,令人溏泄;湿并于膀胱,膀胱气化失常,故小便不利。方中白术燥湿健脾,茯苓淡渗利湿,猪苓助茯苓利水渗湿,且力更强,泽泻甘淡渗湿利水作用与茯苓相似。方中茯苓、猪苓、泽泻三药皆有利小便之功,可使水湿之邪从小便而出。

医案精选

◎案

李某,男,56岁,干部。患者罹患"慢性肝炎"8年余,1年前出现鼓胀,并经某医院有关各项检查确诊为肝硬化腹水。近1周来午后低热,口干发苦,呕恶纳差,脘痞腹胀,尿少而赤,大便不爽,前来诊治。症见:患者肤色萎黄,白睛黄染,面浮肢肿,腹大如鼓,查舌边尖红,苔黄腻,脉弦细而数。中医诊断为鼓胀。辨证为湿热蕴结、气郁水聚。治以清热利湿、行气逐水。方用茵陈四苓散加减。

处方:茵陈30g,炒白术12g,陈皮12g,炒枳实12g,厚朴12g,炒栀子10g,炒黄柏10g,郁金10g,茯苓20g,车前子20g(包煎),泽泻15g,槟榔15g。3剂,每日1剂,水煎取汁,分早、晚服。

二诊:患者每日尿量由原800ml减少至500ml,腹胀益甚,余症未减,舌苔脉象同前,证系水湿弥漫三焦,遂改从肺论治,方仿麻黄连翘赤小豆汤化裁。

处方:炙麻黄6g,连翘15g,陈皮15g,赤小豆30g,茵陈30g,杏仁10g,藿香10g,炒栀子10g,炒黄柏10g,厚朴12g,炒苍术12g,炒白术12g,桑白皮12g,泽泻12g,茯苓皮20g,大腹皮20g。5剂,每日1剂,水煎服。

三诊:患者述服药后尿量即增至1 200ml,药尽后腹水消去大半,服原方20剂,诸症基本祛除。再仿参苓白术散化裁,调理善后。

按 本例鼓胀因忽视肺为水之上源,单纯从肝论治,不知从肺着手之误。初从肝论之而无效,后从肺治而奏功,其因何在? 客观地说,本案若单凭临床症状,从肺辨证依据不足,而其正误得失,均在于对病位与病机认识的偏差。根据"肺为水之上源""诸气膹郁,皆属于肺"之论述,盖肺气得以宣肃,非但可驯横逆之肝气,而且可和中焦之脾气,使清气升,浊气降,出纳有节,内聚之水湿自然得以排除,这就是我们常说的"提壶揭盖利水"之法。

三、胃苓汤

方源:《丹溪心法》

组成:茯苓,猪苓,泽泻,白术,桂枝,苍术,厚朴,陈皮,甘草。

功效:祛湿和胃,行气利水。

主治:伤湿停食,脘腹胀闷,小便短少。

胃苓汤为五苓散和平胃散合方,取五苓散利水渗湿,平胃散燥湿运脾,行气和胃,共奏祛湿和胃,行气利水之功。

医案精选

◎案

甄某,女,36岁。1996年5月8日初诊。患十二指肠壅积症已5年之久,时有脘满纳呆,嗳气吐涎,近日加重。5月5日行上消化道X线钡餐摄片复查,于十二指肠部见钡剂通过受阻,受阻肠管有逆蠕动,符合十二指肠壅积症诊断。症见:呕吐清稀痰涎夹少量食物,稍食即脘腹胀满,朝食暮吐,暮食朝吐,恶闻食气,但欲饮水,水入即吐,溲少不利。舌淡苔白水滑,脉沉弦略滑。中医诊断为反胃。辨证为脾失健运、水饮停蓄、气化不利。治以健脾利湿、化气行水、降逆消食。方用胃苓汤加味。

处方:白术 12g,茯苓 10g,猪苓 10g,泽泻 6g,桂枝 6g,苍术 10g,厚朴 15g,焦神曲、焦麦芽、焦山楂各 10g,陈皮 10g。3 剂,每日 1 剂,水煎分 2 次服。

二诊:3 剂后呕吐即止,小溲通利,脘腹胀满亦轻。但仍食少纳呆,水入脘满。此乃脾运初健,而中焦水食尚未尽化。上方去猪苓以防渗利日久伤阴,增焦槟榔 6g,鸡内金 10g 以消积下水。继服 5 剂。

三诊:服上方 5 剂后,饮食增加,白苔已化,精神转佳。乃以上方药研细末,装入胃溶空心胶囊,每粒 0.5g,每服 3 粒,每日 3 服,连服 1 个月。半年后随访,旧恙未发。

按 本病虽为反胃,但脾失健运、水饮停蓄、气化不利之理与太阳病蓄水证如出一辙。只是本证水蓄中焦、兼夹停食而致气机不利,故见呕吐、胀满、厌食、水逆、小便不利等症。以胃苓汤方健脾渗湿、通阳化气为主,并据兼症之不同先后佐焦神曲、焦麦芽、焦山楂、陈皮、槟榔、鸡内金以行气消食、化积下水而获良效。

四、茯苓琥珀汤

方源:《卫生宝鉴》

组成:茯苓半两去皮,猪苓半两去皮,泽泻一两,白术半两,桂枝三钱去皮,琥珀半两,滑石七钱,炙甘草三钱。

主治:湿热内蕴,小便频数,脐腹胀痛,腰脚沉重。

方解:《名医类案》:中书右丞合剌孙,病小便数而少,日夜约至二十余行,脐腹胀满,腰脚沉重,不得安卧。至元癸未季春,罗奉旨治之,诊视脉得沉缓,时时带数。常记小便不利者有三,不可一概而论。若津液偏渗于肠胃,大便泄泻,而小便涩少,一也,宜分利而已;若热搏下焦津液,则热湿而不行,二也,必渗泄愈;若脾胃气涩,不能通利水道,下输膀胱而化者,三也,顺气令施化而出也。今右丞平素膏粱,湿热内蓄,不得施化,膀胱窍涩,是以起数而少见也,非渗泄分利,则不能快利,遂处一方,名曰茯苓琥珀汤。《内经》曰:甘缓而淡渗。热搏津液内蓄,脐腹胀满,当须缓之、泄之,必以甘淡为主,遂以茯苓为君。滑石甘寒,滑以利窍;猪苓、琥珀之淡,以渗泄而利水道,故用三味为臣。脾恶湿,湿气内蓄,则脾气不治,益脾胜湿,必用甘为助,故以甘草、白术为佐。咸入肾,咸味下泄为阴,泽泻之咸,以泻伏水;肾恶燥,急食辛以润之,津液不行,以辛散之,桂枝味辛,散湿润燥,此为因用,故以二物为使。煎用长流甘澜水,使下助其肾气,大作汤剂,令直达于下而急速也。两服减半,旬日良愈。

医案精选(刘渡舟)

◎案

赵某,男,46岁。患肝硬化腹水,腹胀如瓮、大便秘结不畅、小便点滴不利。中西医屡治无效,痛苦万分,自谓必死无救。切其脉沉弦有力,舌苔白腻而润。观其人神完气足,病虽重而体力未衰。如果迟迟坐视不救,挽留水毒而不敢攻下之,医之所误也。刘渡舟教授辨为肝硬化腹水之实证。邪气有余,正气不衰。治以祛邪以匡正。方用桂枝汤减甘草合茯苓琥珀汤。

处方:甘遂10g,沉香10g,琥珀10g,泽泻20g,栀子10g,茯苓30g,枳实5g,麝香0.15g。上药共研细末,装入胶囊中,每粒重0.4g,每次服4粒,晨起空腹用桂枝10g,芍药10g,生姜10g,大枣20枚煎汤送服。

服药后,患者感觉胃肠翻腾,腹痛欲吐,心中懊恼不宁。未几则大便开始泻下,至两三次之时,小便亦随之增加。此时腹胀减轻,如释重负,随后能睡卧休息。时隔两日,切脉验舌,知其腹水犹未尽,照方又进一剂,大便作泻三次,比上次药更为畅快,腹围减少,肚胀乃安。此时患者唯觉疲乏无力,食后腹中不适,切其脉沉弦而软,舌苔白腻变薄。改用补中益气汤加砂仁、木香补脾醒胃。或五补一攻,或七补一攻,小心谨慎治疗,终于化险为夷,死里逃生。

按 肝硬化腹水是一个临床大证。若图为消除腹水与肿胀,概用峻药利尿,虽可暂时减轻痛苦,但时间一长,则利尿无效,水无从出,患者鼓胀反而会加重,甚至导致死亡。刘渡舟教授治此病,不急于利水消胀,而是辨清寒热虚实然后为之。本案肝硬化腹水出现小便黄赤而短、大便秘结不通、腹胀而按之疼痛、神色不衰、脉来沉实任按、舌苔厚腻,乃是湿热积滞,肝不疏泄,脾肾不衰的反映。此时可考虑攻水消胀的问题,用桂枝汤去甘草合消水丹。消水丹为近代医人方,内有甘遂与枳实,破气逐水,以祛邪气。然毕竟是临床大证,利之过猛,恐伤正气,故此合桂枝汤。用桂枝护其阳;芍药以护其阴;生姜健胃以防呕吐;大枣用至 20 枚之多,以监甘遂之峻驱,又预防脾气胃液之创伤,具有"十枣汤"之义。去甘草者,以甘草与甘遂相反之故也。本方祛邪而不伤正,保存了正气,则立于不败之地。

五、桂苓甘露饮

方源:《宣明论方》

组成:茯苓,猪苓,泽泻,白术,肉桂,滑石,石膏,寒水石,炙甘草。

主治:中暑受湿,头痛发热,烦渴引饮,小便不利。

医案精选

◎案

高某,男,17 岁。2006 年 7 月 12 日初诊。患者于 2006 年 6 月初出现不明原因发热,T 37.5 ~ 38.5℃,上午轻,下午发热加重。曾在某综合医院住院治疗半月,多项检查未见异常,抗生素及中药治疗无效,遂休学回家接受中医治疗。症见:发热,T 38.5℃,伴口干,乏力,食欲不振,小便黄,大便溏,每日 2 ~ 3 次,舌红,苔白腻,脉濡数。结合发病季节,中医诊断为暑湿证。辨证为湿热内蕴。治以清暑解热、化气利湿。方用三仁汤合藿朴夏苓汤加减治疗半月,药后大便转正常,食欲好转,但发热不退,遂改用桂苓甘露饮加味。

处方:茯苓、泽泻、猪苓各 15g,甘草 6g,白术 12g,肉桂 3g,石膏、滑石、寒水石、芦根各 30g,佩兰、青蒿各 10g。每日 1 剂,水煎服。

共用此方加减出入治疗 10 天,患者体温降至正常,诸症消失,恢复上学。

按 本案患者长期发热,反复检查,不明原因,中西医治疗不效。但根据症状特点,结合季节,仍认为是暑湿证,用三仁汤合藿朴夏苓汤不效,在于二方芳化有余,清解之力不足。后用桂苓甘露饮加味,清暑解热,化气利湿。

六、附子五苓散

方源:《朱氏集验医方》

组成:茯苓,猪苓,泽泻,白术,桂枝,附子。

主治:阳气不足,寒湿内阻,水饮内停,翻胃吐食等。

医案精选

◎案

某,女,36 岁,回族。2011 年 8 月 5 日初诊。患者以"反复尿频、尿急、尿痛 1 年半"为主诉就诊。患者多次在某三甲医院妇科、泌尿外科就诊,行妇科检查、特殊感染检查、膀胱镜检查、B 超检查、尿动力学检查、肾血管造影检查、大生化检查无异常;尿液培养曾 1 次发现大肠杆菌菌落超标,3 次尿培养阴性,尿支原体培养阴性;多次尿液全检见少量脱落细胞,3 次尿常规高倍镜下有 0 ~ 10 个白细胞。患者曾多次采用抗感染治疗,使用过头孢类、大环内酯类、喹诺酮类、抗真菌类等药物,疗效不佳,遂求治中医。症见:尿频、尿急、尿痛、腰困重乏力,三部脉细缓,双尺脉沉,舌淡紫,苔薄白。中医诊断为淋证。辨证为阳虚膀胱气化不利。治以温阳化气、通利小便。方用五苓散加减。

处方:制附子 15g,茯苓 30g,泽泻 10g,猪苓 10g,桂枝 18g,生白术 30g,磁石 7g,生甘草 12g。3 剂,不分包久煎 1.5 小时,煎煮 1 次,分 2 次饭前服用。

二诊:8 月 11 日。症状全部消失,患者述服用第 1 剂后略感胸闷,服第 2 剂自觉周身轻快,下尿路症状大减,服第 5 剂症状全部消失,精神好转。

七、茴楝五苓散

方源:《医宗金鉴》

组成:茯苓,猪苓,泽泻,白术,桂枝,小茴香,川楝子。

主治:膀胱疝、小便不利等。

医案精选

◎案

白某,男,63 岁。1998 年 10 月 21 日初诊。1 周前无明显诱因而觉阴痒不适,随即出现阴囊肿胀潮湿。在医院泌尿科诊为鞘膜积液,抽水治疗后缓解。但 3 天后即复发,且阴囊肿胀急剧增大,因惧怕手术而转求中医。症见:阴囊水肿湿冷,状如拳头,口淡不渴,脘腹痞满,小便不利,小腹坠胀拘急,苔白,脉弦。中医诊断为水疝。辨证为湿滞伤脾、气化不利、水湿下注阴器。治以健脾化湿、温经行水。方用茴楝五苓散加减。

处方:猪苓 15g,茯苓 12g,泽泻 10g,白术 15g,桂枝 12g,小茴香 12g,乌药 10g。5 剂,每日 1 剂,水煎服。

二诊:服上药 5 剂后,阴囊水肿消退大半,痒感亦减,脘舒溲畅。药中病所,效不更方,原方再进 5 剂,诸症若失。改投金匮肾气丸 6g,每日 2 次,连服 2 周巩固疗效。随访 8 个月未复发。

按 此例病为水疝,然其病机仍为脾失健运、气化不利、水湿内停;水湿下流阴囊故见囊肿坠胀;下焦气化失常则小便不利。方用猪苓、茯苓、泽泻渗湿利水,白术健脾,桂枝、小茴香、乌药温通经脉、行气消疝;药证相合,取效甚捷。但患水疝之人,平素多有肾虚下寒之痼疾,故以金匮肾气丸补肾温阳而扶正御邪。异病同治,是中医辨证求本的具体手段之一。

八、春泽汤

方源:《奇效良方》

组成:茯苓,猪苓,泽泻,白术,桂枝,人参,麦冬,柴胡。

主治:伏暑发热,烦渴引饮,小便不利。

医案精选（熊继柏）

◎案

胡某,女,42 岁,湖南省某机关职工。2002 年 3 月 7 日初诊。患者诉在 1 个月前,某日下午 7 时开始与朋友们打牌,直至次日凌晨 1 时许。由于当晚兴致特别高,其间只顾喝茶水,竟忘如厕小便,下牌桌后方觉少腹甚胀,小便急迫,慌忙如厕小便。但排完小便之后,仍觉少腹膀胱部胀满不舒。次日,其少腹胀满不舒逐渐明显,且每次解小便之后,仍觉小便未净,以致频频如厕,小便次数明显增多,白日尚可忍受,迨至夜晚则因小便次数过多而严重影响睡眠。如果强忍不尿,甚则小便自遗。经医院检查,诊断为膀胱炎。但经用中西药治疗月余,其少腹胀满、小便频数均未见减轻。症见:患者精神明显疲乏,舌淡、苔薄白而滑,脉细缓。中医诊断为淋证。辨证为气化不利、膀胱蓄水。治以化气利水、兼以益气。方用春泽汤加减。

处方:党参20g,炒白术10g,茯苓15g,猪苓10g,泽泻10g,桂枝6g,乌药10g。7剂,每日1剂,水煎服。

二诊:3月14日。诉少腹胀满明显减轻,小便频数亦显减。舌脉如前。拟前方再进。

处方:西洋参10g,炒白术10g,茯苓15g,猪苓10g,泽泻10g,桂枝5g,乌药10g。7剂,每日1剂,水煎服。

旬日之后,患者前来告知,诸症悉愈,精神转佳。

按 《素问·灵兰秘典论》云:"膀胱者,州都之官,津液藏焉,气化则能出矣。"《素问·宣明五气篇》又云:"膀胱不利为癃。不约为遗溺。"小便的排泄正常与否,取决于膀胱的气化功能。本案患者因忍尿过度,使膀胱的气化功能受损,出现少腹胀满,小便频数。甚则小便自遗。此与《伤寒论》所指膀胱蓄水证相似,《伤寒论》之蓄水证,是由外受寒邪伤及膀胱,影响气化,造成蓄水。而本案病证是由忍尿过度伤及膀胱,影响气化而为蓄水,二者病因不同,病机则一。

参考文献

[1]张仲景.伤寒论[M].北京:人民卫生出版社,2005.

[2]张仲景.金匮要略[M].北京:人民卫生出版社,2005.

[3]李飞.方剂学(上下)[M].北京:人民卫生出版社,2011.

[4]聂惠民.长沙方歌括白话解(第3版)[M].北京:人民卫生出版社,2013.

[5]南京中医药大学.伤寒论译释(第四版)[M].上海:上海科学技术出版社,2010.

[6]李克光.金匮要略译释(第二版)[M].上海:上海科学技术出版社,2010.

[7]吕永赟.五苓散方证研究[D].南京:南京中医药大学,2008.

[8]黄煌.中医十大类方(第三版)[M].江苏:江苏科学技术出版社,2010.

[9]黄煌.药证与经方——常用中药与经典配方的应用经验解说[M].北京:人民卫生出版社,2008.

[10]高学敏.中药学(上下)[M].北京:人民卫生出版社,2000.

[11]顾观光.神农本草经[M].北京:学苑出版社,2007 .

[12]张志聪.本草崇原[M].北京:中国中医药出版社,2008.

[13]陈士铎.本草新编[M].北京:中国中医药出版社,2008.

[14]吴仪洛.本草从新[M].北京:中国中医药出版社,2013.

[15]张璐.本经逢原[M].山西:山西科学技术出版社,2015.

[16]贾所学.药品化义[M].北京:中国中医药出版社,2013.

[17]陶弘景.名医别录(辑较本)[M].北京:中国中医药出版社,2013.

[18]张山雷.本草正义[M].山西:山西科学技术出版社,2013.

[19]汪昂.本草易读[M].山西:山西科学技术出版社,2015.

[20]许兰兰.五苓散治疗内科杂病验案4则[J].南阳:国医论坛,2015,30(4).

[21]张磊.五苓散合真武汤加减治疗心力衰竭体会 [J].济南:山东中医杂志,2010,29(8).

[22]陈培城.古方验案二则[J].天津:天津中医,1996,13(6).

[23]杨仕平 .生脉五苓散合肾气丸治疗肺心病1例[J].北京:中医药研究,1996,3.

[24]冯勇.中医十大名方妙用五苓散[M].北京:中国中医药出版社,1998.

［25］李夏鸣.桃红四物汤合五苓散加减治疗膝关节积血二例［J］.北京:北京中医杂志社,1986,2.

［26］蒙旭荣.葛根芩连汤合五苓散治疗小儿秋季腹泻60例［J］.南宁:广西中医药,1984,5.

［27］程广里.五苓散合六味地黄汤加味治疗中心性视网膜脉络膜炎［J］.太原:山西中医,1985,1(4).

［28］卢祥之.国医圣手胡希恕经验良方赏析［M］.北京:人民军医出版社,2013.

［29］缪锡民,占雅琴.五苓散加味配合腹水超滤回输治疗难治性腹水46例［J］.杭州:浙江中医学院学报,2005,29(4).

［30］张玲.经方治疗小儿病症验案3则［J］.石家庄:河北中医,2012,34(3).

［31］兰茂.滇南本草［M］.云南:云南人民出版社,1975.

［32］汪受传.中医儿科学［M］.北京:中国中医出版社,2008.

［33］陈洁,姚玉芳.运用五苓散化裁治疗儿科病4则［J］.杭州:浙江中医药大学学报,2015,39(11).

［34］于伯圭.五苓散治愈小儿遗尿［J］.成都:四川中医,1985,(10):52.

［35］于海艳,金东明.治疗顽固性眩晕验案［J］.成都:四川中医,2012,30(8).

［36］魏东.五苓散临床应用体会［J］.成都:四川中医,2012,30(4).

［37］文秀华.五苓散治疗老年病临床应用举隅［J］.黑龙江:中医药信息,2015,31(4).

［38］吴小囡,金季玲.治疗经行浮肿临床经验［J］.西安:陕西中医,2012,33(8).

［39］刘新敏.经方治疗妇科病验案举隅［J］.北京:光明中医,2012,27(3).

［40］张宁君.经方五苓散加减治疗残留卵巢综合征医案报告［J］.杭州:浙江中医药大学学报,2013,37(9).

［41］周淳.六经辨证治疗腰椎管狭窄症［J］.黑龙江:中医药信息,2012,29(6).

［42］袁芬,李成银.巴元明治疗尿路结石经验［J］.郑州:河南中医,2012,32(1).

［43］卢祥之.国医圣手胡希恕经验良方赏析［M］.北京:人民军医出版社,2013.

［44］于月书.春泽汤治疗老年男性病验案2则［J］.郑州:河南中医,2012,32(3).

［45］文秀华.五苓散治疗老年病临床应用举隅［J］.黑龙江:中医药信息,2014,31(4).

［46］谢作钢,冯世纶.运用经方治疗男科疾病的经验［J］.杭州:浙江中医杂志,2012,47(1).

［47］刘泰.活血利水法治疗脑出血研究概况［J］.北京:中医杂志,2012,53(22).

［48］龚莉.陈瑞春运用五苓散治疗汗证经验［J］.南昌:江西中医药大学学报,2014,26(5).

［49］宋永刚.经方临证感悟［M］.北京:中国中医药出版社,2014.

[50]唐燕.五苓散医案四则[J].沈阳:实用中医内科杂志,2014,28(11).

[51]张晶卓.五苓散合五皮饮加减治疗水肿的临床研究[J].北京:中国医药指南,2012,10(36).

[52]黄延芳.五苓散治疗水肿验案一则[J].北京:中国民族民间医药,2016,25(4).

[53]胥晓芳.五苓散治疗风湿病临床应用体会[J].长春:长春中医药大学学报,2012,28(6).

[54]方书才.五苓散治疗类风湿关节炎疗效观察[J].哈和浩特:内蒙古中医药,2013(19).

[55]郝满霞.五苓散治疗痛风症的临床观察[J].北京:中国社区医师,2012(26).

[56]谢慧君.加味五苓散干预脾虚痰浊型血脂异常的临床观察[J].北京:光明中医,2013,28(7).

[57]延亮.五苓散加味治疗单纯性肥胖症合并脂代谢异常的临床观察[J].西安:陕西中医,2015,36(10).

[58]胡燕.茵陈五苓散利水渗湿治疗高脂血症[J].成都:四川医学,2012,33(8).

[59]申香莲.五苓散加减联合瑞格列奈治疗肥胖型 2 型糖尿病疗效观察[J].北京:现代中西医结合杂志,2016,25(13).

[60]黄翌.五苓散联合瑞格列奈治疗肥胖型 2 型糖尿病临床分析[J].石家庄:白求恩医学杂志,2014,12(1).

[61]杨剑东.茵陈五苓散治疗早期糖尿病经验总结[J].南昌:江西中医药,2012,43(349).

[62]尚祥岭.五苓散治疗糖尿病神经原性膀胱临床价值探析[J].北京:中医临床研究,2015,7(31).

[63]雷宏强.黄芪五苓散治疗糖尿病肾病疗效观察[J].北京:光明中医,2013,28(8).

[64]李夏林.小青龙汤合五苓散加减治疗慢性鼻炎临床疗效观察[J].武汉:亚太传统医药,2014,10(9).

[65]钟立仁.真武汤合五苓散治疗慢性阻塞性肺疾病急性加重期临床研究[J].北京:新中医,2012,44(5).

[66]郭文栋.五苓散在老年肺心病失代偿期的临床应用[J].北京:中国社区医师,2013,15(6).

[67]刘建园.五苓散治疗遗精一则[J].北京:中国民间疗法,2015,23(11).

[68]邱丽.陈国权教授皮肤病验案 4 则[J].郑州:河南中医,2012,32(12).

[69]姜琨.五苓散加减方治疗红皮病双下肢水肿 1 例[J].武汉:湖北中医杂志,2012,34(4).

［70］吴玉仙.五苓散临床应用三则［J］.杭州:浙江中医杂志,2012,47(4).

［71］董野.带状疱疹解析［J］.沈阳:实用中医内科杂志,2012,26(9).

［72］赖火龙.五苓散皮科应用体会［J］.北京:中国中医药信息杂志,2014,21(4).

［73］李凯.五苓散加减治疗伴有水肿症状的皮肤病4例［J］.北京:中国皮肤性病学杂志,2013,27(3).

［74］常燕磊.袁红霞运用五苓散治疗外科疾病验案两则［J］.济南:山东中医杂志,2013,32(4).

［75］陈云云.从五苓散治疗便秘看膀胱的气化作用［J］.北京:新中医,2013,45(11).

［76］胡慧良.五苓散验三则［J］.杭州:浙江中医杂志,2015,50(2).

［77］黄煌.经方的魅力［M］.北京:人民卫生出版社,2011.

［78］周晓虹.临证运用五苓散双向调治辨析［J］.太原:山西中医,2016,32(5).

［79］李波.慢性泄泻验案一则［J］.郑州:河南中医,2015,32(5).

［80］温桂荣.五苓散治疗杂病探微［J］.北京:中华中医药杂志,2012,27(1).

［81］祝玉清.真武汤联合五苓散治疗脾肾阳虚型肝硬变腹水临床研究［J］.郑州:河南中医,2016,36(3).

［82］古伟明.安络化纤丸联合五苓散治疗肝硬化门脉高压临床观察［J］.北京:中西医结合肝病杂志,2012,22(3).

［83］浦琼华.尤建良教授治疗大肠癌经验［J］.长春:长春中医药大学学报,2012,28(6).

［84］王振华.陈阳春应用五苓散治疗水肿经验［J］.郑州:河南中医,2016,36(5).

［85］常瑞利.五苓散加减治疗充血性心力衰竭临床研究［J］.武汉:亚太传统医药,2015,11(4).

［86］李志福.五苓散治疗顽固性心力衰竭的临床效果观察［J］.石家庄:临床合理用药,2014,7(11).

［87］陈锐.微创血肿清除术合五苓散治疗高血压基底节脑出血疗效观察［J］.武汉:亚太传统医药,2016,12(5).

［88］毕于鑫.五苓散治疗高血压病验案1则［J］.长沙:湖南中医杂志,2015,31(9).

［89］钟志明.血府逐瘀汤合五苓散治疗缺血性心肌病临床观察［J］.北京:中国中医急症,2012,21(1).

［90］田玲.超声乳化联合中西医结合治疗白内障术后角膜水肿的临床研究［J］.北京:中外医疗,2012(20).

［91］袁红霞.运用五苓散治疗外科疾病验案两则［J］.济南:山东中医杂志,2013,32(4).

[92]刘婷婷.复方血栓通胶囊联合五苓散加减在糖尿病视网膜病变围光凝期的应用[J].北京:中国中医眼科杂志,2013,23(6).

[93]周剑.五苓散合二陈汤治疗视网膜静脉阻塞继发黄斑水肿[J].北京:中国中医眼科杂志,2013,23(6).

[94]张林平.中药五苓散加味治疗糖尿病黄斑水肿的临床分析糖尿病[J].北京:糖尿病新世界,2014.

[95]林小锋.梁金池五苓散对泌尿消化免疫系统作用的药理研究概况[J].沈阳:辽宁中医药大学学报,2008,10(11).

[96]黄海,张玉珊.加味茵陈五苓散对高尿酸血症大鼠黄嘌呤氧化酶活性的调节作用[J].福州:福建中医学院学报,2010,20(4).

[97]韩宇萍,王宁生,宓穗卿.五苓散对阿霉素型肾病综合征大鼠治疗作用的实验研究[J].北京:中药新药与临床药理,2003,14(4).

[98]巩昌镇,马晓北.五苓散[M].北京:中国医药科技出版社,2009.

[99]李岩,麻树人,田代真一.五苓散对小鼠胃排空及小肠推进功能的影响[J].北京:中华消化杂志,1997,17(1):9.

[100]马小娟,颉东升,何国梁.加味茵陈五苓散对免疫性肝损伤保护作用及其机理研究[J].黄石:时珍国医国药,2009,20(9).

[101]织田真智子.五苓散对CCL4致肝损害的作用[J].北京:国外医学,2000,22(1):36.

[102]韩宇萍,王宁生,宓穗卿,等.五苓散对肾性高血压大鼠降压作用的实验研究[J].上海:中西医结合学报,2003,1(4).

[103]王东生,陈方平,袁肇凯,等.茵陈五苓散对动脉粥样硬化大鼠蛋白质组学的影响[J].杭州:浙江中医学院学报,2005,29(1).

[104]黄海,高展翔.加味茵陈五苓散对高尿酸血症大鼠黄嘌呤氧化酶活性的调节作用[J].福州:福建中医学院学报,2010,20(4).

[105]王付.经方实践论[M].北京:中国医药科技出版社,2006.

[106]王阶,张允岭.经方名医实践录[M].北京:科学技术文献出版社,2009.